En bonne santé avec Montaigne

DU MÊME AUTEUR

Les 4 Temps de la renaissance, JC Lattès, 2020 ; Le Livre de Poche, 2022.

Révélez vos super-pouvoirs, Le Livre de Poche, 2019.

La Médecine du bon sens, JC Lattès, 2018.

Les 4 Saisons de la bonne humeur, JC Lattès, 2016 ; Le Livre de Poche, 2018.

Tout déprimé est un bien portant qui s'ignore, JC Lattès, 2016 ; Le Livre de Poche, 2017.

Les 5 Clés du comportement, Le Livre de Poche, 2015. Édition originale : *Les Secrets de nos comportements*, Plon, 2009.

Réveillez vos désirs, Plon, 2014 ; Le Livre de Poche, 2015.

Changer en mieux, Plon, 2011 ; Le Livre de Poche, 2013.

Du plaisir à la dépendance, La Martinière, 2007 ; Points, 2009.

Michel Lejoyeux

En bonne santé avec Montaigne

Robert Laffont

ISBN 978-2-221-26026-5
Dépôt légal : mai 2022
Éditions Robert Laffont – 92, avenue de France 75013 Paris

« La plus expresse marque de la sagesse,
c'est une réjouissance constante. »

Essais, livre 1, chapitre 26,
De l'institution des enfants

Avertissement

Qu'est-ce qu'une méthode santé ?

Une méthode santé ne doit pas remplacer des consultations, des médicaments ou des examens classiques quand ceux-ci sont justifiés et prescrits par un médecin. Elle ne doit pas inciter à interrompre un traitement indiqué par un praticien sur des critères scientifiques validés.

Comment faire parler Montaigne aujourd'hui ?

L'esprit de Montaigne est particulièrement proche de notre époque et de nos préoccupations. Sa langue, en revanche, est plus éloignée de nous. Les citations de Montaigne dans l'ensemble du texte respectent plus l'esprit que la forme. Elles sont « traduites » et adaptées au français moderne. Les ajouts ou les changements de mots les plus significatifs figurent entre crochets.

Prologue

Comment une rencontre avec Montaigne peut changer la vie et la santé

Je rencontre Marie pour la première fois lorsqu'elle vient à mon cabinet me demander ce qu'elle appelle un « petit avis ». Il me semble, dès l'entrée dans la pièce de cette patiente en devenir envoyée par un confrère, que quelque chose de différent va se nouer entre nous. La quarantaine élégante, cette cadre semble bien dans sa peau, même si son regard, un peu trop lourd pour elle, attire mon attention. Je suis bien placé pour savoir, avec mon activité, que si des êtres humains viennent frapper à ma porte, c'est parce que, derrière la carapace des vêtements, du visage souriant ou sans expression, ils sont assaillis de questions intérieures auxquelles ils veulent des réponses. J'invite donc Marie à s'asseoir et à m'indiquer les raisons de sa visite. Aurais-je pu imaginer, parce que je me suis pris de passion pour les textes de Montaigne depuis peu, que cette consultation en inaugurerait d'autres, alliant santé, psychologie, conseil, philosophie ? Évidemment, non. Et aujourd'hui, avec le recul, je me redis combien, grâce au hasard, le destin réserve des surprises formidables. Profitables à tous. Enfin, j'espère.

*

Avant de m'expliquer en quoi le simple avis qu'elle attend est différent d'une consultation classique, d'emblée elle annonce d'une voix ferme, agrémentée d'une pointe de sourire que je persiste à trouver un peu forcé :

« Docteur, c'est dur à expliquer, mais vraisemblablement plus simple à quelqu'un que je ne connais pas, d'autant qu'on m'a dit que vous sauriez m'aider. Bref, voyez-vous, je doute depuis près d'un an du sens de mon travail. À tel point qu'il y a des moments où mon énergie m'abandonne. Alors je me dis que je suis à un âge où il me faut commencer à m'intéresser à ma santé, celle de mon corps comme de mon esprit. Au boulot ou dans la presse, tout le monde parle de prévention, de bilans de compétences ; moi, je voudrais un examen de valeurs, d'émotions et de sens de la vie en vérité. Jusqu'à maintenant, je me suis renseignée, sans m'engager, rassurez-vous, en lisant sur Internet les modes d'emploi des thérapies et de différentes méthodes de santé aussi bien modernes que classiques. Mais plus je m'informe, moins je suis convaincue par ce que contiennent les rayons santé, développement personnel et psychologie positive des librairies, par exemple. Et je ne parle pas des chaînes parfois farfelues, voire inquiétantes, de YouTube et autres. Je cherche quelque chose de différent. Hélas sans savoir précisément quoi. Peut-être que je me trompe, mais je ne me sens pas vraiment malade. Et je ne veux pas d'un soin ou d'un traitement médical traditionnel ! Plutôt un cheminement, un voyage, des conseils. Peut-être ne saurez-vous pas m'orienter, mais sachez que j'ai besoin de trouver des réponses à des questions devenant plus insistantes aujourd'hui que dans ma jeunesse. Des questions sur le poids de mon enfance, sur mon âge et les âges suivants, auxquels je dois me préparer. Je ne refuserais pas non plus quelques idées sur la manière de mieux communiquer avec mes deux adolescents qui sont encore à la maison. Et puis, je vais être tout à fait franche, je cherche la cause de mes états d'âme. Je rêve de savoir d'où viennent les nuages qui apparaissent et les coups de tristesse qui, une à plusieurs fois par semaine, me font plonger, sans me noyer complètement. »

Tout cela a été dit d'une traite, sans reprendre son souffle, comme un besoin de faire jaillir le mal-être pour, ensuite, oser regarder la vérité en face.

Je la rassure. Sa demande est normale, saine, plus encore en ces périodes de crise que le monde traverse, où la quête de sens est répandue. Et ne pas y répondre, à tout le moins l'entendre à défaut de la comprendre, garder les maux sous le tapis, en somme, serait préjudiciable à sa santé, physique comme morale. Elle a donc bien fait de venir demander un avis. En outre, voilà une démarche partagée par de nombreuses personnes, qui rejoint – et ça, je le garde pour moi – mes propres interrogations sur notre époque comme sur mon métier : comment aider les patients en quête de sens ? Une idée, bientôt, surprenante peut-être, va germer.

Nous vérifions ensemble que Marie n'est pas atteinte, comme on dit, d'une maladie caractérisée du corps ou de l'esprit, correspondant à une catégorie diagnostique reconnue. Ma patiente n'est en rien assaillie de crises de panique et ne souffre pas du ralentissement ni de la perte générale d'envie propres à la dépression. Ouf ! Rassurés l'un comme l'autre après ce temps médical indispensable, nous commençons à chercher une manière originale, acceptable pour elle, d'avancer vers plus de santé, de tranquillité, de sérénité. Marie n'attend pas de moi une consultation comme j'en propose d'habitude ; elle cherche une expérience un peu unique, inédite, qui corresponde à son goût pour les idées nouvelles et les références classiques, à son attrait pour tout ce qui donne du sens au quotidien en stimulant l'esprit autant que le physique. Ma première impression est que ses attentes ne relèvent pas de mes compétences, qui consistent à reconnaître, traiter et essayer de comprendre les maladies recensées par les classifications nationales et internationales. La médecine scientifique ou académique, que je me fais fort d'exercer d'habitude, se débrouille mieux avec les désordres définis qu'avcc la recherche de santé, d'énergie ou de sens à l'existence. Je me crispe donc un peu sur mon fauteuil, en espérant que Marie comprenne seule que j'ai, quelque part en moi, envie de mettre fin à cette consultation délicate dans laquelle, la crainte de me fourvoyer aidant, je me sens de plus en plus incompétent.

« En médecine, je travaille à partir des preuves que nous donnent la recherche et les conférences d'experts, mais pour la quête de la bonne vie, d'une meilleure vie même, de la réjouissance et du contentement, j'ai autant de doutes que vous. Et aussi peu d'expérience sur la manière d'y arriver autrement qu'en improvisant et en s'adaptant à l'imprévu, lui dis-je alors, dans un accès de franchise.

— C'est justement de vos doutes et de votre amateurisme que j'ai besoin, me rétorque-t-elle, me déstabilisant ainsi dans ma conviction de ne pas être la bonne personne. J'ai fait le tour des écrits des professionnels, avec leurs certitudes, et je n'en peux plus des experts qui labourent leur zone de confiance. Je veux interroger quelqu'un et pouvoir le critiquer, remettre en question ce qu'il me conseille tout en apprenant. C'est ma marque de fabrique : râler, défier, puis me laisser convaincre, de guerre lasse. Je réagis tout le temps ainsi, au travail, en famille, même dans les groupes ou les associations, dont je me fais régulièrement exclure. Sauf en cas de vrai coup dur, je n'adhère pas d'emblée aux avis définitifs des spécialistes qui me menacent des pires dangers si je ne suis pas leurs prescriptions à la lettre. Vous voyez à qui je pense… »

Je ne vois pas à qui elle pense, mais j'ai une idée, que je lui livre avec bien des scrupules, après avoir cogité à toute vitesse.

Je lui propose de partager avec moi une découverte que je viens tout juste de faire. Michel de Montaigne, connu comme philosophe et auteur des *Essais*, l'un des livres les plus célèbres jamais écrits en français, ne peut-il lui inspirer, comme il m'en inspire déjà depuis quelques semaines, des comportements, des émotions et des raisonnements aidant à se sentir bien ? Je viens moi-même de mesurer à quel point ses expériences s'adressent à tous les âges de la vie. Montaigne promet une meilleure santé, offre des conseils pour tolérer ce qui dérange et incite à des révolutions intimes qui transforment de manière étonnante. Ne serait-ce pas une piste à suivre, une sorte de philosophie de l'existence à appréhender, un chemin différent à emprunter pour aller mieux ?

« Je suis vraiment surprise, me dit Marie, et ne pensais pas aller si loin dans l'imprévu. Je m'attendais à ce que vous me guidiez vers une des pratiques médicales nouvelles dont parlent les patients et les magazines, vers des aliments agissant sur le microbiote, de la respiration, du magnétisme, de l'hypnose, etc. Mais recourir à un philosophe ancien, que j'ai à peine lu et encore moins compris au lycée ! J'ai feuilleté autrefois assez de pages des *Essais* pour savoir que votre savant préféré a écrit, dans un ancien français très éloigné pour moi, un traité trop volumineux pour mon impatience. J'ai déjà du mal à lire jusqu'au bout les SMS qu'on m'envoie pour mon travail ! Alors imaginez !

— Mon philosophe ancien, comme vous l'appelez, a, je crois, l'exacte réponse que vous attendez, si vous vous prenez au jeu de l'écouter et de vous en inspirer. Il est le vaccin idéal contre nos angoisses et nos maladies modernes. Il peut vous guider vers des émotions agréables, des comportements qui protègent la santé. Mieux qu'un régime, un jeûne, un exercice de visualisation positive ou une évocation de vos ancêtres, ces pratiques actuelles à la mode. Pour le lire de plus en plus ces jours-ci, je sais qu'il redonne du sens et de la légèreté à nos actes les plus banals.

— Je ne voulais pas de nouveau médicament, pas de psychothérapie au sens convenu et commun du terme, mais de là à prendre avec vous des cours de philo appliqués à ma santé, il y a un pas, non ? »

Paradoxalement, la réticence soudaine de Marie m'inspire confiance : je m'aperçois que cette patiente qui ose me contredire, donner son opinion en toute franchise attise et même titille ma curiosité. Le *challenge* ne sera pas simple, mais excitant, et, je le pense de plus en plus, salutaire pour elle. Sa réaction est un gage de sincérité, et la promesse d'un travail commun passionnant. Peut-être était-ce sa stratégie depuis le départ… En tout cas me voilà soudain prêt à me lancer dans une série de consultations originales. Un peu exalté par cette connaissance, récente pour moi, de la méthode médicale de Montaigne, j'ai, sans trop réfléchir, envie d'inventer avec Marie des échanges d'opinions d'un genre nouveau, fondés sur les avis et écrits du sage gascon. Et c'est moi, à présent, qui cherche à la convaincre :

« Essayons ensemble d'entendre ses conseils, qui vont bien au-delà de la philosophie appliquée, et nous verrons où nous arriverons. Vous me dites que vous aimez l'aventure. Tentons celle-ci, si différente. Nous ne serons pas les seuls à chercher le bien-être par des raisonnements, des coutumes et croyances nouveaux. Aux États-Unis, une école de psychologie est en train de mettre au point des exercices de thérapie dialectique assez proches de ce que nous allons peut-être coconstruire. La thérapie dialectique guérit les dépressions les plus sévères et l'anxiété par la lecture de textes de philosophes ou de penseurs reconnus en dehors des milieux de la médecine et de la psychologie, par des changements de croyances et par l'apprentissage d'une nouvelle manière d'interpréter ce qui nous arrive[1]. Notre thérapie dialectique à nous sera un peu différente ; elle ne se servira que

1. Daniel Flynn, Mary Kells et Mary Joyce, « Dialectical behaviour therapy : Implementation of an evidence based intervention for borderline personality disorder in public health systems », *Current Opinion in Psychology*, n° 37, février 2021, p. 152-157.

d'un auteur, Montaigne, dont nous allons tous deux extraire les conseils les plus modernes et les plus aisés à mettre en pratique. Pour ne pas nous perdre en route, je vous demande d'accepter trois principes. Ce sera notre pacte partagé, notre cadre, notre règle du jeu :

— nous n'aborderons à chaque rencontre, qu'elle ait lieu à distance ou dans mon cabinet, qu'une question ;

— nous n'éplucherons pas l'ensemble des *Essais*, mais nous focaliserons sur les principes et idées susceptibles de vous guider au quotidien sur des problèmes concrets ;

— nous appliquerons les conseils médicaux de Montaigne aux différents âges de la vie, en commençant par ceux qui concernent l'enfance, la vôtre, celle de vos enfants, puis en progressant vers l'adolescence et l'âge adulte, jusqu'à ce dont on a besoin pour s'offrir une vieillesse heureuse. »

Marie me regarde longuement sans rien dire. Ses yeux explorent les murs de mon bureau. C'est elle qui, maintenant, hésite à s'engager vraiment dans l'aventure Montaigne. Ses pupilles se sont un peu dilatées, et ses paupières clignent. Je connais ce regard circulaire, couplé à une respiration qui s'accélère et à des mains qui se nouent. Il veut dire : « Je me sens menacée, mal à l'aise, je cherche une porte de sortie. » Sans s'en rendre compte, elle attrape la bride de son sac, révélant son envie de fuir. Puis son expression se calme, sa respiration s'apaise et elle lâche le bagage. Je comprends qu'elle vient de faire son choix. Elle est d'accord pour partir à la découverte de Montaigne comme guide de santé, de tranquillité et de vie.

« Je suis prête à vous suivre dans cette... cette expérience, bredouille-t-elle, aussi peu rassurée qu'une personne ne sachant pas nager au bord du plongeoir, car j'ai besoin de vous faire confiance. Et de me surprendre. Et puis, comme j'ai déjà tout essayé... Mais sachez que je ne suis pas totalement, loin de là, convaincue. Et puis, à mon tour, j'ai une requête. J'attends qu'à un moment ou à un autre vous me donniez une idée, une idée à vous, très personnelle, sur les raisons pour lesquelles je me sens parfois vide. Je veux comprendre pourquoi ce que je vis manque parfois de sens ou de goût, pourquoi j'ai l'impression de perdre pied ou de me noyer. Je crois qu'il y a une cause secrète à toutes ces émotions, et qu'elle vient de très loin. Ou alors d'un moment que j'ai oublié, caché, refoulé... Pourquoi ? Quand ?

— Peut-être vos secrets ont-ils besoin de rester enfouis, cachés pour le moment. Peut-être iriez-vous plus mal si on les trouvait et les exposait.

— Je prends ce risque. Et garde en tête mon idée d'éclaircir les raisons de ce qui m'arrive et des moments de détresse qui me tombent dessus. Mon métier dans la communication m'a appris toutes les ficelles que l'on utilise pour ne pas répondre : la menace voilée, la diversion... Je verrai si vous vous en servez trop souvent. »

Marie, pour la première fois depuis le début de la rencontre, s'adosse à son fauteuil. Son corps se détend, elle lève la tête et me parle tout d'un coup d'une voix plus assurée, grave et forte.

« Avant de commencer, encore une confidence, s'il vous plaît. Pourquoi Montaigne plutôt qu'Hippocrate, comme tous les médecins, ou Freud et Charcot comme les psychiatres ? Pourquoi pas un autre penseur, un de ces spécialistes de l'épanouissement, du lâcher-prise ou du zen qui plaisent à tant de vos collègues ? Et pourquoi une seule référence ? Je me suis toujours gardée des gourous, des maîtres à penser ou à vivre, ce n'est pas maintenant que je vais commencer une carrière d'adepte, même s'il s'agit de Montaigne. Mon intellect m'a jusqu'alors tenue à l'écart des théories toutes faites et des systèmes. Pourquoi changer ?

— Montaigne aussi refuse les systèmes. C'est votre souhait d'indépendance qui m'a donné l'idée de vous en parler. Je viens de finir une nouvelle lecture des *Essais*, et j'ai trouvé un livre récent sur la vie de cet écrivain. Il m'est apparu évident que j'appliquais chaque jour, dans ma vie comme dans ma pratique de médecin, les ordonnances de Montaigne, sans le dire et souvent sans m'en apercevoir. Vous serez la première à qui je révélerai mes sources, confierai mes secrets, ferai lire ce qui m'inspire. Ce qui me pousse et me rassure en vous, c'est que, paradoxalement, avec vous j'avancerai en terrain neutre, puisque je ne vous connais pas et que votre aptitude à ne pas accepter toutes les propositions sans discuter me sera utile, bienfaisante même.

— Vous anticipez mon doute, dit alors Marie. Pourquoi me proposez-vous cette découverte, à moi, pour une telle première fois ? Quelle est votre véritable raison ?

— Il n'y a pas de vraie – ni de fausse – raison. Parlons plutôt d'une sorte d'instinct, d'un coup de folie – que j'assume – comme réponse à votre demande de conseils de vie d'un genre nouveau.

D'un clin d'œil du destin aussi. La coïncidence m'a frappé dès que vous êtes arrivée. Montaigne, à la fin de sa vie, a confié ses manuscrits et ses derniers secrets à Marie de Gournay. Il en a fait son héritière et son éditrice posthume. Il a écrit sur elle dans l'essai *De la présomption* : "J'ai pris plaisir à faire connaître les espoirs que me donne Marie de Gournay Le Jars, ma fille d'alliance [par opposition à une fille par les liens du sang]. Je l'aime plus que paternellement, et je l'entoure d'affection dans ma retraite et ma solitude comme si elle était l'une des meilleures parties de mon être propre [...]. La violence extraordinaire avec laquelle elle m'aima et désira longtemps me rencontrer [après la lecture de mes *Essais*], est [pour moi] un événement particulier, de très grande considération." Cette filleule de Montaigne fait rêver les spécialistes du penseur aussi bien que ses lectrices et lecteurs non experts. Vous vous appelez Marie aussi, vous ressemblez un peu aux portraits que l'on a gardés d'elle, et ce mystère a de quoi ouvrir bien des portes à la réflexion. Même quand on prétend, comme moi, aimer la science et les arguments les plus raisonnables, on a le droit d'être sensible aux moments où les planètes donnent l'impression de s'aligner... Alors, tous deux, nous allons pouvoir commencer à rencontrer Montaigne, à lui poser des questions avec nos mots et nos soucis contemporains, à le consulter et, enfin, apprendre à goûter sa méthode. Car j'ai compris, me semble-t-il, que, au fond de vous, vous avez quasiment déjà dit oui, n'est-ce pas ? »

Marie sourit.

« À 50 %, me modère-t-elle.

— C'est déjà beaucoup, merci. Alors commençons tout de suite. Laissez-moi d'abord vous expliquer plus en détail pourquoi j'attache tant d'importance aux conseils de ce philosophe, et comment je pense qu'il peut nous guider. »

1

Pourquoi Montaigne ?

Comment justifier de m'inspirer uniquement de Montaigne pour protéger la santé ? Je me rends bien compte que Marie ne me suivra que si je franchis cette première étape. Elle m'a bien dit qu'elle se méfiait des spécialistes autoproclamés en matière de bien-être, bonheur ou développement personnel. Et je mesure la tonalité de son silence quand elle m'écoute. Il est profond et retenu, un peu lourd. Malgré son « OK » du bout des lèvres et son « On y va », ses gestes trahissent une réserve qui la retient. Elle ne m'interrompt pas, enfoncée maintenant dans son fauteuil, mais le cou tendu. Elle attend. Quand je ne parle pas, elle ne dit rien non plus pour meubler le silence. C'est moi qui ai lancé l'idée d'un voyage dans les *Essais*. Moi qui dois essayer de la justifier.

« Montaigne, dis-je pour commencer, a inventé de nouvelles thérapies et une forme d'optimisme lucide. Ses *Essais* sont une réponse aux annonces catastrophistes qui sont pour nous autant de raisons d'aller mal aujourd'hui, et encore plus mal demain ou dans les années qui viennent. Ils donnent tort aux désespérés autant qu'à celles et ceux qui nient les dangers. »

Montaigne n'est ni expert ni spécialiste, et c'est sa force

Montaigne n'a pas étudié ni encore moins pratiqué la psychologie : elle n'existait pas en tant que telle à son époque. Il n'a pas non plus appris la médecine. Ses seules rencontres avec la science de son temps se résument aux ordonnances – inutiles – imposées par les sommités médicales qu'il a consultées. Quand il livre un conseil de vie, comme la manière de manger, de s'habiller ou de parler de soi pour aller bien, il l'a d'abord testé sur lui-même. Afin de nous inciter à le suivre, il bavarde, se répète, fait semblant d'avoir tout oublié, de se perdre et de ne rien comprendre à sa question de départ. Juste après, il se sert de l'histoire d'un guerrier ancien ou moderne, d'un roi de France ou d'un autre pays d'Europe pour inventer une recette de santé. Un de mes maîtres en psychiatrie m'a appris que, face à un patient qui ne parle pas, on peut commencer par raconter quelques histoires. Parce qu'elles finiront par le dérider, l'encourager et lui procurer l'envie de trouver ses propres solutions. C'est exactement la méthode de Montaigne : raconter, offrir des exemples pour mieux faire avancer le propos.

Ses expériences de santé sont un traitement professionnel conçu par un amateur génial. On accepte que Léonard de Vinci, en plus de son œuvre de peintre, ait dessiné des parachutes, des robots, des chars d'assaut, des roulements à billes, des bicyclettes, des scaphandres et des automobiles, et ses premiers schémas inspirent encore confiance à des ingénieurs pourtant conscients que ses fulgurances ne venaient pas d'un spécialiste de la mécanique, de l'astronomie ni de la plongée. Eh bien, il en est de même pour Montaigne, expert amateur en matière de santé. Son invention a des effets plus intimes, plus secrets que les machines volantes de De Vinci, mais tout aussi concrets et contemporains. Plutôt que de nous faire décoller ou plonger, lui traite nos malaises spirituels et physiques de manière réaliste et pragmatique. Ses principes de vie, ses histoires, ses exemples, font parfaitement écho aux cataclysmes modernes qui nous accablent.

Même les libraires et les bibliothécaires restent perplexes devant les *Essais*. Promenez-vous dans leurs rayons et constatez que vous ne trouverez pas toujours ces derniers au même endroit. Moi, j'aime l'idée que les libraires se demandent où ranger ce gros livre. Un texte qui ne correspond pas à un genre précis a plus de charme et de modernité qu'un « simple » traité de morale incitant à accepter ses malheurs ou qu'un roman *feel good* invitant à sourire de tout. Si le roman et le traité de philosophie trouvent une place naturelle dans l'étagère qui leur correspond, les *Essais*, eux, restent aujourd'hui encore à part. Et si, finalement, avec tant de conseils et d'exemples qui étonnent, la meilleure place de ce livre était soit en médecine, soit en psychologie, au rayon des « nouvelles thérapies » ? Les *Essais* de Michel de Montaigne me paraissent donc, autant qu'un livre de philosophie, un témoignage historique et un sommet de la littérature mondiale, un véritable guide de santé *new age*, toujours révolutionnaire, applicable immédiatement pour soi comme pour ses proches.

Il apprend à regarder différemment ce qui nous contrarie

Comme le philosophe grec Épictète, autre grand thérapeute à son insu, Michel de Montaigne écrit que « [les femmes et] les hommes ne sont pas tourmentés par les événements qu'ils vivent, mais plus par l'opinion qu'ils en ont ». Montaigne et Épictète enseignent une manière de regarder les événements différemment, d'accepter ce que nous ne pouvons pas changer et ce sur quoi il nous est impossible d'agir. Cette acceptation par une sorte de « transformation de sens » est formidablement encourageante. Car il est à notre portée de mettre à distance les pires de nos pensées et images mentales, et de changer de point de vue sur ce qui nous inquiète dans le but de mieux le supporter. Nous ne ferons pas disparaître les menaces individuelles ou collectives, mais il ne tient qu'à nous de les envisager avec un regard nouveau. Au fil de ses *Essais*, Montaigne va plus loin qu'Épictète et les autres sages de l'Antiquité : quand les philosophes stoïciens serrent les dents et disent « Prends sur toi », lui montre les dents et serre les poings, prêt à en découdre avec les démons venus de son esprit, les maux de son corps ou les attaques du monde extérieur. Une posture bien utile.

Il entraîne au doute protecteur

Même quand il donne un conseil concret, pratique, adapté au quotidien, Montaigne laisse à celui qui le reçoit le loisir de l'adapter et même de ne pas l'écouter, de le contredire, de prendre le chemin opposé. Une souplesse dans les ordonnances et recommandations, qui n'est pas seulement indispensable à vous, Marie, la patiente en face de moi, mais à tous, vous compris, cher lecteur. Car nous avons tous besoin d'un peu de liberté d'interprétation entre ce qu'on nous prescrit et ce que nous nous résolvons à appliquer. En temps de pandémie ou de post-pandémie, les conseils ont tôt fait de se muer en consignes, les suggestions, en ordres assortis de menaces de mort si l'on s'en écarte. Avec Montaigne, aucun risque d'un excès de certitude ou de contrainte. Dans les *Essais*, on ne trouve aucun modèle prédictif réputé infaillible, parce que leur auteur a trop d'autodérision pour ne pas prendre ses propres avis avec une certaine distance. Il écrit d'ailleurs : « J'admire l'assurance et la sûreté que chacun a de soi. Moi, il n'y a quasiment rien que je sois sûr de savoir et que j'ose être assuré de pouvoir faire [...]. Je n'ai pas un état [ou inventaire] fait d'avance de mes moyens et je n'en suis instruit qu'après coup [...]. Si je réussis dans quelque affaire, je l'attribue plus à ma chance qu'à ma force. Parce que je fais toutes [mes affaires] sans dessein précis et avec crainte[1]. » Douter et dérouter reste la base de sa méthode, avec la souplesse d'esprit comme principe constant.

1. *De la présomption.*

Dans ses actions aussi, Montaigne maintient une forme de doute. Selon lui, quiconque prend le temps de s'observer se trouve pétri de contradictions – en politique, dans ses choix de vie, dans ses engagements... Et accepter son incohérence naturelle apaise : « Si je parle diversement de moi, c'est que je jette sur moi des regards divers. Toutes les contradictions se trouvent [en moi. Je suis à la fois] timide et insolent, chaste et luxurieux, bavard et taciturne, dur à la peine et délicat, intelligent et obtus, chagrin et de bonne humeur, menteur et véridique, savant et ignorant, généreux et avare [...]. Quiconque s'étudie bien attentivement trouve en lui [...] cette mobilité et cette discordance. Il n'y a rien que je puisse dire de moi absolument, simplement, solidement, sans complication, sans mélange, ni d'un mot [...]. Un acte courageux ne doit pas faire conclure qu'un homme [ou une femme] est vaillant. Celui [ou celle] qui le serait bien réellement le serait toujours et en toutes occasions[1]. » Le fait de changer d'avis, que ce soit par envie de plaire ou d'être en accord avec ses proches, est une stratégie de survie et non une faiblesse de caractère, comme beaucoup le prétendent. La pensée saine se contredit. Les seules pensées malades sont celles qui ne s'adaptent pas au contexte, et sont prévisibles ou fixes : « Celles et ceux qui s'exercent à enregistrer et comparer les actions [et pensées] d'une femme ou d'un homme ne se trouvent sur aucun autre point aussi embarrassés qu'au moment où ils essaient de les coudre ensemble pour en faire un tout [cohérent], écrit-il. Elles se contredisent de façon si étrange qu'il semble impossible qu'elles

1. *De l'inconstance de nos actions.*

proviennent toutes d'une même boutique [ou d'une même personne]. Notre façon ordinaire de faire, c'est de suivre les inclinaisons de notre désir, à gauche, à droite, en haut, en bas, selon que le vent des circonstances nous emporte. Nous ne pensons ce que nous voulons qu'à l'instant où nous le voulons, et nous changeons comme cet animal qui prend la couleur de l'endroit où on le pose[1]. »

Ici, on doute et on est heureux de douter

Ce slogan pourrait résumer une grande partie de sa méthode. Montaigne souffle à ses lecteurs plus de questions que de réponses définitives. Libéral, tolérant en politique comme en religion, acceptant les cultures étrangères à la sienne – jusqu'aux repas pour le moins particuliers des cannibales se dévorant entre eux –, opposé aux conventions de son temps, il préfère interroger qu'affirmer. Son appétit pour l'hésitation bienveillante le place dans un cousinage de pensée avec un autre maître français de l'anti-certitude bien plus tardif : André Gide. D'une seule phrase, ce dernier a ridiculisé les idéologues, les théoriciens autoritaires et autres obsédés du prêt-à-penser : « Croyez ceux qui cherchent la vérité, doutez de ceux qui la trouvent[2]. »

En fait, les *Essais* invitent à se perdre, à accepter de se tromper pour mieux construire ses réponses personnelles. Le cheminement qu'ils balisent tient de

1. *Ibid.*

2. André Gide, *Ainsi soit-il* ou *Les jeux sont faits*, Gallimard, « Nrf », 1952, p. 174.

la découverte de soi, de l'acquisition de nouveaux pouvoirs, et pour finir d'une radicale et indispensable remise en question des certitudes qui empêchent d'être heureux. À la fin du XVIIIe siècle, un maître de la mystique juive, Rabbi Nahman de Breslev, proposera une phrase pleine de sagesse qui prolonge le doute salvateur porté tant par Montaigne que par les recherches récentes sur la souplesse de l'esprit et la tolérance à l'incertitude : « Ne demande jamais ton chemin à quelqu'un qui le connaît, car tu ne pourrais pas t'égarer. »

Tandis que peu à peu je m'enflamme, déjà je vois la posture encore fermée de la femme qui me fait face se détendre, sa tension prendre une autre forme, dans l'écoute, voire l'intérêt, plutôt que le refus. Quand Marie me déclare qu'elle n'est pas encore convaincue par le choix de Montaigne, mais que l'énergie que je mets à le défendre l'impressionne… je me dis que tout n'est pas perdu et, mieux, que je suis sur la bonne voie. Ce voyage de santé et de philosophie, nous devrions pouvoir le poursuivre loin.

Une médecine atypique et efficace

Montaigne est un drôle de médecin. Marie va prendre avec lui, si elle l'accepte, des leçons de *paradoxes* et d'*acceptation des opinions contraires à la sienne*, deux valeurs indispensables en nos temps de crise. Les spécialistes inspirés par un seul grand principe ou un modèle qui explique tout ne font pas bon ménage avec le funambulisme intellectuel des *Essais*. Le système de pensée développé dans ces derniers consiste à ne pas avoir de système, tout en démontant les esprits trop assurés, de manière tranquille, sans agressivité inutile. Pour surprendre Marie après bien d'autres lecteurs, « mon » Montaigne va tenir plusieurs des rôles qui étaient, en son temps, les siens :

— celui du patient qui se confie sur ses angoisses et ses maladies physiques, s'épanche, souffre ou désespère, attendrit, apitoie et fait rire ;

— celui de l'ami qui invite, exhorte à la découverte, ou convainc de changer une habitude et une manière de penser ;

— celui du maître qui inspire en remettant en cause les fausses croyances et les précautions inutiles.

Car de quelque place qu'il parle, Montaigne se raconte, offre ses propres pensées, justes ou fausses, et ses propres émotions. Il l'explique dans *De la présomption* : « Les hommes [ou les femmes] regardent toujours en face d'eux. Moi, je retourne mon regard à l'intérieur [de moi-même], je le plante là et c'est là que je l'exerce. » Pour le dire autrement, il précise : « Chacun regarde devant soi. Moi, je regarde au-dedans de moi. Je m'examine, je m'analyse, je me tâte. »

Au milieu de ses *Essais*, entre des passages sur l'histoire ancienne, des confidences personnelles et des débats religieux ou politiques se cachent :

— un *manuel de santé* pour s'aider soi-même, avec une découverte personnelle et progressive de soi et de ses valeurs ;

— une *suite de consultations*, sous la conduite d'un connaisseur de l'âme humaine digne des meilleurs thérapeutes d'aujourd'hui, qui traite les émotions, les fausses croyances, les souvenirs traumatisants et les anticipations pessimistes ;

— une *source de sens* pour méditer sur les questions majeures de sa vie et trouver des solutions originales.

Dès lors, puisons-y le meilleur et faisons de même ! Les exercices de Montaigne ne demandent qu'à être mieux connus et à s'appliquer à nos petits et grands soucis d'aujourd'hui. S'ils nous correspondent si bien, c'est qu'ils sont nourris de quelques principes validés par les recherches les plus modernes sur la santé, que j'énumère à ma patiente, de plus en plus intriguée, à défaut d'être à 100 % embarquée :

— préférer les petits pas, les changements modérés en apparence invisibles, à la recherche d'un miracle qui se produirait du jour au lendemain, d'un bonheur, d'une réussite ou d'une sérénité parfaits ;

— ne pas fuir le réel en se réfugiant dans des généralités, des concepts désincarnés, mais mettre en pratique de nouveaux comportements porteurs de santé ;

— préférer le doute et accepter, face à une question simple ou complexe, qu'il peut exister plusieurs réponses exactes, même si elles se contredisent ;

— choisir, face à ce qui ne peut être modifié, l'acceptation, la dérision et la négociation plutôt que l'affrontement ;

— mesurer combien nous sommes moins troublés par les événements eux-mêmes que par l'idée que nous nous en faisons.

J'embraye et poursuis ma plaidoirie.

Chaque essai est une leçon de connaissance de soi, de ses réactions et croyances, et se conclut par des idées pour se sentir mieux. Cette connaissance de soi, Montaigne l'écrit dans *Du démentir*, est plus facile à obtenir dans le partage, en groupe, que tout seul : « En me peignant pour quelqu'un d'autre [mon lecteur ou ma lectrice], je me suis peint intérieurement de couleurs plus nettes que ne l'étaient celles que j'avais d'abord [et que je connaissais de moi avant de chercher à me connaître et à me peindre ou me raconter]. » Se connaître est une affaire sérieuse, professionnelle, pour laquelle Montaigne s'entraîne et entraîne les autres : « [Celles et] ceux qui s'analysent en pensée seulement, et oralement, une heure en passant, ne s'examinent pas aussi essentiellement et ne se pénètrent pas comme [celle ou] celui qui fait de cette activité son étude [principale], son ouvrage et son métier. »

C'est cette peinture de soi que Marie et moi allons essayer d'entreprendre, avec l'idée de changer les couleurs qui, en nous, nous plaisent le moins. Et en nous appuyant aussi sur des études récentes venant étayer, confirmer les conduites et conseils du philosophe bordelais.

Un programme actif sur le cerveau et les émotions

Une équipe de psychologues et de neuroradiologues hollandais vient de démontrer que le cerveau change après huit séances seulement de psychothérapie comportementale. Ces séances diminuent, chez les personnes qui ont vécu un traumatisme, le volume des zones cérébrales profondes censées produire des émotions douloureuses : l'insula du système limbique[1].

Comme il ne serait pas si difficile de chercher les effets sur le cerveau des conseils de Montaigne, je fais avec Marie le pari que notre voyage dans les *Essais* modifiera les connexions et le fonctionnement de nos neurones jouant un rôle dans l'émotion comme dans le raisonnement.

Sans s'en douter, Kelly Hyland, professeur à l'université de Floride, s'inspire chaque jour de Montaigne pour délivrer ses conseils de santé[2]. Elle propose d'associer des temps de contemplation, de réflexion sur soi et d'entraînement à l'optimisme. Son programme de thérapie dialectique développe quatre qualités de l'esprit indispensables, que muscle aussi le projet de Montaigne avec d'autres exercices :

— le *plaisir de l'instant présent*, en réapprenant à écouter, par exemple, les oiseaux dans les arbres, le bruit de l'air qui traverse les poumons et quelques autres messages venus du corps ;

— l'*acceptation des désagréments mineurs*, en s'entraînant à poser sa main sur un glaçon ou sur un aliment sortant du congélateur, ou encore en ne

1. Jasper B. Zantvoord, Paul Zhutovsky, Judith B. M. Ensink, Rosanne Op den Kelder, Guido A. van Wingen et Ramon J. L. Lindauer, « Trauma-focused psychotherapy response in youth with posttraumatic stress disorder is associated with changes in insula volume », *Journal of Psychiatric Research*, n° 132, janvier 2021, p. 207-214.

2. Kelly A. Hyland, Julia B. McDonald, Christina L. Verzijl, Daniel C. Faraci, Patricia F. Calixte-Civil, Claire M. Gorey et Edelyn Verona, « Telehealth for dialectical behavioral therapy : A commentary on the experience of a rapid transition to virtual delivery of DBT », *Cognitive and Behavioral Practice*, 2021.

s'éclairant qu'avec une bougie pendant quelques minutes tout en continuant ses activités habituelles ;

— la *régulation des émotions*, en prenant les soucis les uns après les autres, et en cherchant et notant les moments de plaisir dans sa journée ;

— la *souplesse de l'esprit*, en cherchant aux situations les plus banales comme aux plus graves plusieurs significations, et pas seulement une interprétation catastrophiste.

Pour ces quatre étapes de thérapie que sont l'instant présent, l'acceptation, la régulation des émotions et la souplesse, Montaigne a inventé ses propres expériences et explications. Marie me dit qu'elle préfère s'inspirer des exemples de Montaigne que de ceux des psychologues de Floride, qu'elle trouve trop directs ou impératifs. J'ai donc marqué un point !

Une page des Essais *au hasard*

Avant la fin de notre première rencontre, pendant laquelle je tente de résumer au mieux l'importance des *Essais* en matière de bien-être, je veux faire goûter à ma patiente quelques premières phrases de Montaigne accommodées en recettes de santé. Je lui propose donc d'ouvrir au hasard le gros livre des *Essais* qui se trouve sur mon bureau et d'en extraire une histoire ou une affirmation. Nous piochons ensemble quelques lignes, mais Marie ne trouve pas l'expérience très concluante. Pour ne pas rester sur un échec, je lui lis ce que je tiens pour des pépites des *Essais* : « Je m'abandonne à la naïveté et à toujours dire ce que je pense, à la fois par nature et par raison. Je laisse [au sort et] à la Fortune le soin d'en amener le résultat [bon ou mauvais][1]. » Et aussi : « Notre grand et glorieux chef-d'œuvre, c'est [de] vivre à propos. Toutes les autres choses, régner, thésauriser, bâtir, n'en sont que des appendicules[2]. » Et encore : « Les belles âmes, ce sont les âmes universelles, ouvertes et prêtes à tout. Elles sont sinon instruites ou au moins "instruisables" [susceptibles d'être instruites][3]. »

Patatras, ma dubitative juge ces principes trop généraux, pas assez adaptés à ses questions sur le sens de la vie, ses coups de tristesse et leur origine cachée. Patient, compréhensif, je lui en promets d'autres plus applicables au bien-être quotidien. Ça coince. Elle me paraît plus sceptique que tout à l'heure. En la voyant se lever, je crois même que j'ai exagéré l'expression de mon admiration pour Montaigne et lui ai fait peur. Je crains que Marie ne veuille pas, finalement, que l'on rencontre ou consulte ce penseur ensemble. Nous fixons quand même une date pour notre rendez-vous suivant, une semaine plus tard, sans que je sois sûr de la voir revenir. Le silence initial entre nous réapparaît, se fait plus compact même. Elle se renferme. Suis-je allé trop loin ? Mes exemples, peut-être, ne sont-ils pas assez concrets ? Devrais-je essayer de tempérer ma fougue et d'aborder les choses plus prudemment ? À moins qu'elle-même fasse son propre chemin spirituel d'ici la prochaine fois et accepte de jouer le jeu à 100 %… s'il y a une prochaine fois. Quand elle quitte mon bureau, moi, je suis à 50 %… incertain.

1. *De la présomption.*
2. *De l'expérience.*
3. *De la présomption.*

Le rêve de Marie sur Montaigne

Malgré mes doutes initiaux, Marie vient au rendez-vous suivant. Au fond de moi, sans que je le dise, j'en suis heureux. D'autant qu'elle s'approprie le projet, comme l'atteste la version des *Essais* de Montaigne traduite en français moderne par André Lanly qu'elle tient à bout de bras. Par chance, c'est aussi mon édition préférée, celle que je lis et que nous citons entre nous avec Marie. Je me retiens de clamer à quel point je lui suis reconnaissant de sa confiance, et combien son début d'engagement me réjouit. Parce qu'explorer les *Essais* et raconter cette exploration sont, dans nos vies actuelles, des plages de réflexion qui font plaisir. De fait, le silence entre nous s'allège. Marie commence même à m'interrompre quand je suis trop bavard, me faisant comprendre que mon métier me placc plus dans l'écoute que dans l'explication : « Nos rencontres, dit-elle, ne doivent pas devenir des cours. »

Ma patiente ne cherche pas plus un enseignant qu'un directeur de conscience ou un guide de vie. Elle veut, comme Montaigne dans *De la présomption*, participer à un programme ou une éducation à la santé qui rende bon et sage, mais pas savant, ose-t-elle déclarer. La température dans la pièce est montée d'un degré par rapport à notre dernière entrevue. J'acquiesce. Car elle a raison. Mieux vaut emporter par la conviction qu'assener avec conviction. Son oscillomètre d'adhésion doit bien être à 70 %, pensé-je en retenant un sourire.

Au bon moment, le soleil du mois de juin s'installe à Paris, et dans mon cabinet, puisqu'un de ses rayons traverse la fenêtre. Les joues de Marie rosissent quand elle me dit ce qui se passe depuis que son entreprise a décidé de lancer une grande restructuration :

« Je suis depuis deux mois un stage de *coaching* et j'endure un bilan de compétences imposé par ma hiérarchie. Le *coach* que je rencontre me fait passer des tests : il me donne à choisir, parmi plusieurs couleurs, celle qui décrit le mieux mes émotions. Cette nuit, son image s'est confondue avec celle de Montaigne. J'ai rêvé que Montaigne affectait des couleurs à mes compétences, puis qu'il se moquait de ce jeu qu'il prenait pour de la divination, de la superstition, ses deux grandes ennemies. Montaigne, dans mon rêve, m'est apparu aussi taquin que provocateur. Il m'a convaincue de continuer à découvrir sa pensée à lui, et d'envoyer promener mon évaluateur. Je suis allée m'acheter une version complète de ses *Essais*. J'ai trouvé des phrases autrement plus en accord avec moi que celles que vous m'avez lues l'autre jour. Peut-être que vous me trouvez complètement folle de vous raconter ce rêve bizarre, mais peut-être que vous croyez, vous aussi, à une forme de coïncidence. C'est comme si un peu de la magie de la Renaissance était venue me visiter. Et comme si nous allions entrer ensemble dans une faille temporelle qui abolit les repères et libère les génies de leurs lampes. »

Sans interpréter le rêve de Marie, j'en déduis que l'idée de s'approprier cette méthode, ancienne et très actuelle à la fois, fait bien son chemin. Je le lui dis, en expliquant que chacun de nous entretient une relation particulière avec la « fricassée que [Montaigne] barbouille », véritable « registre des essais [et expériences] de [sa] vie qui peut servir d'exemple pour la santé de l'âme si l'on prend le contre-pied du modèle qui y est peint. Mais en ce qui concerne la santé corporelle, personne ne peut fournir d'expérience plus utile que [lui] »[1]. J'ajoute que, selon leur réaction à cette « fricassée de mots et d'idées », on peut classer les lecteurs des *Essais* en quelques catégories, certes arbitraires, mais pas si fausses :

— *les méfiants ou les ignorants assumés*. Ils ont peur que ces idées du XVIe siècle soient pour eux trop anciennes, périmées, incompréhensibles. Ils doivent goûter aux premières recettes avant d'être convaincus ;

— *les découragés*. Ceux-là ont essayé d'ouvrir les *Essais* à l'école, plus tard dans leurs études ou sur le conseil d'amis, mais les ont trouvés longs et difficiles d'accès et ont fini par caler en route. Sans doute n'ont-ils pas déniché les expériences les plus pratiques de santé et de bien-être qui auraient pu les retenir ;

— *les noyés*. Ils ont entamé avec plaisir un tome ou une anthologie des *Essais*, mais n'ont pas pu finir cette somme trop décousue à leurs yeux. Pourtant, tout ce qu'ils ont aperçu de Montaigne leur a plu ;

— *les intrigués*. Ils voudraient bien s'y plonger, mais hésitent devant la longueur du livre, sa langue, son côté parfois fouillis, le nombre de citations. Montaigne les intimide trop pour pouvoir les convaincre ;

— *les érudits*. Eux sont choqués que l'on accommode leur Montaigne bien-aimé à une sauce médicale. Ils y voient une forme de trahison et de sacrilège. Mieux vaut anticiper leur courroux et leurs critiques face aux libertés que je prends avec leur très cher

1. *De l'expérience*.

texte original, seule porte d'entrée légitime, de leur point de vue, vers le génie de l'auteur qu'ils adorent.

Sans que je le lui formule ainsi, à mes yeux Marie est passée du stade de noyée à celui d'intriguée. Elle attend d'en savoir plus sur Montaigne lui-même pour décider si elle s'immerge ou non dans ses principes. Elle me demande d'ailleurs de lui brosser à grands traits sa vie. Ayant envisagé de commencer par creuser le texte d'un de ses *Essais* à la recherche de pépites, je lui dis que j'ai tendance à ne pas m'arrêter aux biographies des auteurs qui m'intéressent ou m'inspirent, car je préfère plonger la tête la première dans leurs écrits. Du reste, avec Montaigne, j'ai lu d'abord ses *Essais* et ses récits de voyage en Italie, et ce n'est qu'une fois ces lectures terminées que j'ai mesuré l'importance du personnage historique et politique, et bien sûr littéraire. L'auteur des *Essais* dit tellement souvent « je » que je me suis senti, à un moment, obligé de savoir ce que cachait ce « je », ses gloires, ses épreuves, sa famille.

Marie insiste pourtant :

« Donnez-moi des raisons de faire confiance à l'homme qu'était Montaigne avant que je n'écoute ses conseils pratiques, explique-t-elle. J'ai tranché une fois pour toutes le débat : "Faut-il séparer ou pas l'œuvre de son auteur ?" Je ne lis que les femmes ou les hommes dont l'existence m'intéresse, et qui me semblent proches et respectables. »

Dont acte. Il va me falloir obtempérer si je veux que notre voyage dure.

Le pied magique de Montaigne

Marie veut tout faire pour que nos échanges ne ressemblent pas à des consultations classiques. Elle décide, avant de découvrir avec moi le programme de santé de Montaigne, de choisir un lieu qui l'inspire, qui résonne avec l'idée qu'elle se fait de lui. Ensuite, elle se pliera au cadre habituel des rencontres, à un rythme que nous fixerons ensemble, dans le bureau le plus neutre possible.

Je comprends venu le moment de lui parler du philosophe non plus sous l'angle de son œuvre, mais à travers ce que l'on sait de sa personnalité, de l'homme qu'il était. Pour aborder sa vie, nous nous retrouvons quelques jours plus tard dans le Quartier latin, rue des Écoles, devant la seule statue parisienne du penseur. Nous faisons le tour du bronze le représentant assis, et apprenons que le monument est un clin d'œil à l'intérêt que Montaigne portait à la médecine et à la santé. Il a été installé à la demande d'un professeur d'université bordelais, Arthur Armaingaud (1842-1935), fondateur de la Société internationale des amies et amis de Montaigne et membre de l'Académie nationale de médecine. Ce spécialiste de la lutte contre les infections, amateur et protecteur des *Essais*, avait commandé une sculpture à Paul Landowski pour l'offrir à la ville de Paris à l'occasion du 400e anniversaire de la naissance de Montaigne, en 1933. Depuis, elle s'est intégrée au paysage parisien et les étudiants et enseignants entrant à la Sorbonne passent devant sans même la remarquer.

Marie frotte le pied droit du bronze, qui a pris une couleur dorée à force d'être touché par les admirateurs. Croit-elle, comme beaucoup d'étudiants, aux vertus magiques du pied droit de Montaigne ? En tout cas, une légende lui attribue de porter chance, si bien que les étudiants le frottent avant leurs examens pour bénéficier d'une protection et s'accorder une promesse de réussite. Rassurés par cette petite superstition, nous nous installons sur un banc du square Paul-Painlevé, tournant le dos à l'œuvre, afin de méditer sur ce qui, dans l'existence du grand homme, va être le plus utile à notre recherche de santé et de sérénité.

Pour commencer à raconter Montaigne, moi qui ne suis ni historien ni philosophe de métier, j'ai besoin d'un aide, d'un complice. Les biographies classiques et les essais sur les *Essais* ne me sont, pour cette étape, d'aucune utilité. Celui dont la voix est, encore aujourd'hui, la plus présente, aussi personnelle que juste, me semble être l'écrivain autrichien Stefan Zweig. Il a écrit une indépassable vie de Montaigne en 1941[1], peu avant son suicide au Brésil, en 1942, et après avoir prononcé l'éloge funèbre de son ami et inspirateur Sigmund Freud à Londres, en 1939.

Stefan Zweig ne promet pas de révélations fracassantes sur la vie du philosophe. Pour lui, ce dernier n'offre pas vraiment de matière à biographie, n'a pas suscité de scandale, parce qu'il n'a pas cherché à occuper le devant de la scène. Michel de Montaigne est né le 28 février 1533 dans le château familial de Saint-Michel-de-Montaigne, que possédait son père

1. Stefan Zweig, *Montaigne*, PUF, 2012 (6e édition).

Pierre Eyquem. À sa naissance, la famille n'avait pas encore adopté le nom de Montaigne, qui était celui du domaine et du château qu'elle occupait. Extérieurement, ce jeune homme devenu fonctionnaire, bourgeois, catholique, bon époux et bon citoyen « revêtait la couleur protectrice de l'insignifiance pour pouvoir déployer et contempler en lui-même dans toutes ses nuances la palette des couleurs de son âme[1] ».

Montaigne a laissé ses contemporains parler fort, se rassembler en partis, s'engager dans des guerres entre nations ou religions, faire les fiers. Lui n'avait qu'un souci : « Faire preuve de raison à l'égard de lui-même, être humain à une époque d'inhumanité, rester libre au sein de l'hystérie collective[2]. » Son entourage s'est bien sûr étonné de son absence apparente d'ambition, de son indifférence aux honneurs. En fait, comme le disait une série télévisée célèbre du siècle dernier, pour lui, « la vérité était ailleurs ». Il travaillait en effet à une tâche que ses proches ne soupçonnaient pas : vivre le plus profondément possible son existence, et expliquer dans un livre unique comment il réussissait cet exploit aussi important que discret.

Dans l'essai *Sur des vers de Virgile*, Montaigne attribue à ce poète une qualité qui le concerne tout autant : il le remercie de « munir notre âme des moyens de soutenir [la résistance aux] maux [quotidiens] et de les combattre ». Parmi ces maux, Montaigne range « le vice, la mort, la pauvreté et les maladies ». Il entend affronter ceux qui pèsent le plus sur lui « avec relaxation et modération » : l'âme se fatigue à être

1. *Ibid.*
2. *Ibid.*

continuellement tendue. Il ajoute dans *De la présomption* qu'il a manqué d'ambition, « qui est voisine de la présomption ou plutôt sa fille », parce qu'il ne voulait pas consacrer trop d'effort et de temps à des projets de pouvoir ou de réussite pour la réussite. Il a refusé de se soumettre aux difficultés qui accompagnent celles et ceux qui cherchent des honneurs ou des faveurs.

Montaigne traverse des crises pires que les nôtres, et il explique comment résister sans s'effondrer

Chacun s'est demandé au moins une fois, depuis le début de la pandémie ou même avant, comment survivre à ce que notre époque apporte d'imprévus et de risques. Les études sur la santé mentale des populations après la pandémie de Covid vont toutes dans le même sens : nous sommes devenus plus anxieux, plus tristes et plus souvent dépendants de l'alcool ou de tranquillisants. En regardant les statistiques de plus près, on s'aperçoit que les sujets les plus atteints sont les plus isolés et ceux qui étaient déjà malades avant l'apparition du virus. Une des manières de se consoler aujourd'hui est de remettre ce traumatisme collectif dans le contexte de l'histoire de Montaigne.

Nous n'avons pas été les premiers à être surpris et bousculés par l'actualité. Si on le compare au siècle de Montaigne, notre temps est presque un long fleuve tranquille. Montaigne a dû braver des épreuves pires que les nôtres, traverser des crises en adoptant des manières de penser et de vivre qu'il a improvisées au fil des expériences. Il a réussi à rester un homme aussi serein et tolérant qu'il est possible de l'être dans une époque particulièrement violente.

En 1562, Montaigne a vingt-neuf ans quand survient le massacre de Wassy, au cours duquel des dizaines de protestants en prière sont tués par des catholiques, marquant le début des guerres de Religion en France. La tension gagne la famille du philosophe, en majorité catholique, mais comprenant pourtant deux sœurs et un frère cadet, Thomas de Montaigne, seigneur de Beauregard et d'Arsac, convertis à la Réforme. Il n'est pas question à l'époque de choc des civilisations, mais de grands massacres au nom de lectures différentes du dogme chrétien. Le 24 août 1572, la situation se durcit encore : 30 000 protestants sont tués en une nuit, qui reste à ce jour l'une des plus sombres de l'histoire : le massacre de la Saint-Barthélemy. Montaigne connaît ensuite des famines, des hivers meurtriers durant lesquels la Garonne gèle entièrement, et, pour finir, l'épidémie de peste dans Bordeaux. L'auteur des *Essais* a cultivé, malgré ces tourments privés et publics, les qualités de détente, de relâche et de modération qui sont ses valeurs fondatrices, ne participant à aucune des guerres religieuses de son temps ni aux attaques menées contre des ennemis étrangers.

« Je me sers souvent, dit Marie, de la comparaison à pire que moi, ce qui me permet de relativiser, contextualiser et banaliser. À la fin de l'exercice, l'envoi de ma voiture à la fourrière ou la perte de mes clés me semble moins grave que toutes les catastrophes auxquelles j'ai échappé. Et celles endurées par Montaigne m'apparaissent en effet d'une autre trempe. »

Les Essais *donnent des valeurs et un nouveau regard sur la vie*

Stefan Zweig, fuyant le nazisme, trouve en Montaigne un frère en souffrance et en pacifisme. « Aux époques où les plus hautes valeurs de la vie, écrit-il sur le philosophe autant que sur lui-même, où notre paix, notre indépendance, nos droits innés, tout ce qui rend notre existence plus pure, plus belle, plus légitime, sont sacrifiés à la folie d'une dizaine de fanatiques et d'idéologues, tous les problèmes se réduisent à un seul et unique pour l'homme qui ne veut pas perdre son humanité : comment puis-je rester libre ? »

Montaigne, comme tous les autres résistants aux violences de leur temps, oppose aux menaces un esprit clair et intègre. Il essaie de garder intacte son humanité au cœur de la bestialité. « Il fait bon, écrit-il avec un peu d'ironie dans *De la présomption*, naître dans un siècle fort dépravé car, par comparaison des autres, vous êtes estimé [comme] vertueux à bon marché. » Stefan Zweig voit en Montaigne le précurseur de l'opposition non-violente, que lui-même incarnera plus tard. L'écrivain autrichien amoureux de l'Europe se met même à la place du sage de la Renaissance en demandant : « Comment protéger cette parcelle unique de mon moi contre l'ajustement à une norme décrétée de l'extérieur ? Comment préserver mon âme et sa matière qui m'est propre, mon corps, ma santé, mes sentiments, du risque d'être sacrifiés à un délire ou à des intérêts qui me sont étrangers[1] ? »

Qui pourrait dire aujourd'hui que ces questions ne sont plus d'actualité ? Qui pourrait croire que sa liberté ne doit pas, plus que jamais, être défendue ? Bien avant la mode du concept de résilience, je crois que les explications de Montaigne enseignaient déjà la reconquête de la tranquillité aux plus accablés de nos contemporains !

Je continue à m'appuyer sur l'estime de Stefan Zweig pour justifier auprès de Marie le choix de Montaigne en tant que seul guide. Zweig admire, comme nous plusieurs décennies plus tard, sa défense de la bonne vie, de la bonne chère et de la liberté. « C'est au nom de cette liberté que Montaigne s'est observé, examiné, scruté et réprimandé dans le moindre de ses mouvements et de ses sentiments, écrit-il. Cette quête du salut spirituel, de la sauvegarde de la liberté en une époque d'asservissement aux idéologies et aux partis, nous le rend aujourd'hui plus proche, tel un frère, que tout autre artiste[2]. » Du reste, de nos jours encore, on admire en lui un maître en « bien-vivre malgré tout » et en réjouissance, qui cultive l'art de vivre autant que celui de rester soi-même en toute indépendance.

Devant la statue imposante de Paul Landowski, Marie veut aussi savoir si c'est bien à cela que ressemblait physiquement Montaigne. Je lui réponds à nouveau grâce à Stefan Zweig, qui le décrit avec autant de détails que s'il avait été son voisin à Vienne. Comme

1. *Ibid.*
2. *Ibid.*

son père, Montaigne est d'une petitesse frappante. Un corps ferme, sain, un visage en forme d'ovale étroit, aux traits délicats et aux courbes harmonieuses, un nez fin, un front clair, des sourcils joliment arqués, une bouche aux lèvres pleines encadrée d'une moustache et d'une barbe châtain qui semblent vouloir secrètement l'ombrager. « Je suis, écrit lui-même Montaigne dans *De la présomption*, d'une taille un peu en dessous de la moyenne. Ce défaut n'a pas seulement de la laideur, mais aussi des inconvénients pour ceux particulièrement qui [comme moi] ont des [postes de] commandement, car l'autorité que donnent une belle prestance et la majesté du corps leur fait défaut. » Il se peint avec un visage qu'il trouve non pas gras, mais plein, et des jambes hérissées de poils. Ses mains, il leur reproche d'être tellement gourdes qu'il n'arrive même pas à relire ce qu'il a écrit : « Ce que j'ai barbouillé, j'aime mieux le refaire [plutôt] que de me donner la peine de le déchiffrer[1]. »

Montaigne préfère les mots et la raison aux marques extérieures de richesse

Les nobles et les bourgeois de l'époque de Montaigne exposent leur richesse en investissant dans des tableaux, des châteaux, des sculptures ou des jardins. S'il leur reste quelques ressources, ils donnent des fêtes pendant lesquelles se tiennent des parties de chasse. Montaigne n'éprouve aucun intérêt pour ces marques de réussite et il ne voit pas

1. *De la présomption.*

les animaux comme des êtres que l'on peut tuer par plaisir. Lui habite l'ancien château qu'il possède et n'entretient que négligemment cet endroit discret et retiré, invisible de tous. Une tour ronde de deux étages lui convient. Il l'aménage pour lire, écrire, ranger ses livres rares et ses écrits personnels. Au rez-de-chaussée, très sombre, il installe aussi une chapelle, la décore d'une fresque de saint Michel terrassant le dragon. Un escalier étroit mène au premier étage, où il place sa chambre. Le lieu qui l'intéresse le plus est le deuxième étage, auparavant la pièce la plus inutile de sa maison. Il la transforme en bureau-capharnaüm qu'il appelle sa bibliothèque. De là, par les fenêtres, il surveille sa propriété, ses champs et la campagne périgourdine. Si l'envie lui en prend, il peut marcher de long en large dans sa bibliothèque pour faire travailler ses jambes en même temps que son esprit. Dans sa bulle de survie, il stocke ses livres préférés et fait graver au mur les phrases qui l'inspirent. Les visiteurs du château de Montaigne y trouvent, aujourd'hui encore, plus de cinquante citations latines, et une seule phrase en français qui pourrait à elle seule résumer son œuvre et sa méthode de santé : « Que sais-je ? »

Le philosophe écrit aussi à l'entrée de sa bibliothèque : « En 1571, à l'âge de trente-huit ans, la veille des calendes de mars, anniversaire de sa naissance, Michel de Montaigne, dégoûté depuis longtemps de l'esclavage de la cour et des charges publiques, se sentant encore en pleine vigueur, vint se reposer sur le sein des doctes vierges, dans le calme et la sécurité. Il y franchira les jours qui lui restent à vivre. Espérons que le destin lui permettra d'activer la construction de cette habitation. Il l'a consacrée à sa liberté, à sa tranquillité, à ses loisirs. »

Les livres sont essentiels pour lui. L'objet en lui-même fait du bien. Il flatte le regard, se sort, se range, s'use et se remplace. C'est un partenaire de vie plus agréable et moins encombrant que bien des relations compliquées. D'autant que sa fréquentation est possible à tous les âges et partout. En outre, elle décharge du poids d'une oisiveté pénible et débarrasse des compagnies qui ennuient. Elle calme les douleurs qui ne sont pas extrêmes et chasse les idées désagréables. Ce sont des compagnons sans jalousie « qui ne se révoltent pas de voir qu'[il] ne les recherche qu'à défaut des autres agréments, plus réels, plus vivants et plus naturels[1] ».

De chaque ouvrage classé dans la bibliothèque, l'auteur des *Essais* tire le meilleur, comme il l'écrit dans *De la physionomie* : « Quelqu'un pourrait dire de moi que j'ai seulement fait dans mon livre un amas de fleurs étrangères [à mes œuvres ou à ma réflexion], n'ayant fourni pour ma part que le fil pour les lier. »

Marie m'interrompt pour me parler de sa propre bibliothèque. Elle a acheté beaucoup de livres dans les librairies du Quartier latin, à quelques pas de l'endroit où nous sommes assis :

« C'est une folie que je comprends et partage. J'aime autant les sélectionner que les lire, et je suis incapable de les jeter, même quand ils m'ont déçue. Je les installe sur de grandes étagères avec l'impression qu'ils me "gardent" autant que je les garde, qu'ils me

---

1. *De trois commerces.*

protègent, me rassurent. Je ne pourrais pas vivre dans une maison sans livres. »

Un point commun. Utile. Qui va nous être profitable dans la quête entreprise. La confidence me rassure aussi : ma « patiente » devient complice et se prend au jeu.

Il invente une médecine inspirée de son expérience personnelle de la maladie

En écoutant Marie, naît en moi une réflexion. Une autre révolution en matière de santé vient de la redécouverte d'une évidence : la voix des patients compte autant que celle des professionnels. Elle est indispensable à des soins utiles et de bonne qualité. Une vision moderne de la santé s'appuie sur un soin expliqué et accompagné par d'anciens patients, appelés patients experts. Montaigne, par son contact avec la maladie et la médecine, mériterait aujourd'hui cette qualification de patient expert. S'il est aussi précis dans ce qui tient à la santé, c'est parce qu'il a failli perdre la vie à de nombreuses reprises. Il frôle la mort pour la première fois à trente-sept ans, juste après avoir perdu son père. Juché sur un petit cheval, il est renversé par un domestique qui le percute sans le vouloir, incapable de contrôler une monture plus rapide et plus volumineuse que la sienne. Jeté à terre, le jeune homme perd connaissance. Son entourage, en le ramenant inerte à son château, pense qu'il ne sortira pas du coma. Mais il reprend peu à peu conscience, retrouve sa capacité à bouger, parler et respirer. Il en gardera la connaissance de sa fragilité, du caractère précaire de son existence et de sa santé, qu'il faut entretenir. Montaigne raconte qu'il est parti dans un autre monde après sa chute de cheval, et qu'il en est revenu.

Le reste de son existence sera marqué par de très nombreuses morts, en plus de celle d'Étienne de La Boétie. Il perd cinq de ses six enfants, et son frère Arnaud meurt à vingt-trois ans des suites d'un choc à la tête causé par une balle de jeu de paume. La question de la mort ne le quittera donc jamais. L'un de ses essais les plus célèbres l'annonce : *Que philosopher, c'est apprendre à mourir*. Une des conditions de la santé est de supporter ou dépasser cette angoisse : « Si [la mort] nous fait peur, c'est un sujet continuel de tourment qui ne peut en aucune façon se soulager. » Cette méditation préalable, ou acceptation de la mort, est aussi celle de la liberté. « Nous ne savons pas où la mort peut nous attendre, attendons-la partout [...]. Il faut toujours être botté et prêt à partir autant qu'il est en notre pouvoir. »

Marie ne reste pas insensible :

« Depuis peu, dit-elle, c'est une échéance à laquelle je pense moi aussi. Il me semble que cette conscience de ma fin m'est venue en même temps que mes accès de tristesse. Comme si j'avais fait une mauvaise rencontre dont je ne garde pas le souvenir, mais qui m'influence en secret. »

Montaigne n'a pas seulement frôlé la mort par accident, ajouté-je sans commenter son propos, tant je veux, alors, que sa réflexion progresse d'elle-même. Quelques années plus tard, il développe une maladie chronique, douloureuse et incurable : la gravelle, ou maladie des graviers. Elle se révèle par de petits graviers ou calculs qui se forment dans les reins, lesquels causent de grandes douleurs au moment où le corps les expulse. Nous apprenons encore aujourd'hui aux étudiants en médecine combien sont douloureuses les coliques néphrétiques, en leur rappelant que « la colique néphrétique est frénétique ». Il n'y avait à l'époque de Montaigne aucun traitement efficace contre. Les chirurgiens lui ont seulement proposé le cruel traitement de la taille : ouvrir la verge pour laisser mieux s'écouler les calculs, remède souvent pire que le mal. Montaigne a préféré la cure thermale, moins radicale que la chirurgie de son temps. Pour guérir sa gravelle, il a donc entrepris un grand voyage en Italie, dans les villes d'eau. Sa vessie n'a pas été apaisée, mais son esprit a découvert les traditions, les peintures et les ruines antiques de l'Italie. Il a aussi mesuré à quel point les médecins, d'un pays à l'autre, sans jamais douter de leur science, lui imposaient des ordonnances différentes et même contradictoires. Il en a tiré les bases de tout conseil de santé efficace :

— la prudence ;
— la capacité à changer d'avis ;
— l'utilisation des méthodes les moins dangereuses et agressives possible.

Un passage à la mairie de Bordeaux lui fait choisir les solutions les plus pratiques

Marie n'est pas d'accord avec moi quand je lui suggère que l'expérience politique de Montaigne est à porter à son crédit, tant elle se méfie de celles et ceux qui recherchent ou exercent le pouvoir. J'émets l'hypothèse qu'une exposition aux guerres et conflits de son temps a obligé le philosophe à être plus concret, pratique et rapidement efficace. À l'épreuve du réel, sa méthode et ses conseils n'ont pu que s'affermir. D'autant que, grâce à son calme et un fort bon sens, Montaigne ne s'est pas mal tiré de ses charges politiques. Ses deux mandats à la mairie de Bordeaux prouvent qu'il était apprécié. Avec beaucoup de sérieux, il a défendu sa chère ville, qui continue à honorer sa mémoire aujourd'hui.

En bon praticien de la politique, Montaigne a accompli sa tâche de maire sans abus de pouvoir ni détournement d'argent. Autant que l'histoire s'en souvienne, il a protégé la ville des attaques extérieures, tentant aussi de répartir plus justement les impôts. Il n'a oublié ni la santé ni les conditions sociales de ses administrés, demandant aux paroisses bordelaises, en plus de leur action religieuse, de consacrer du temps et de l'argent à nourrir les pauvres. Face aux conflits entre protestants et catholiques, il a œuvré pour la réconciliation, ou au moins contre le recours à la violence. Le plus grand défi de son mandat a été la gestion d'une épidémie de peste, pendant laquelle on lui a reproché ses décisions et son manque de courage. Il n'aura donc pas été le dernier à mesurer la difficulté des choix politiques en période de crise sanitaire…

Après quatre ans à la mairie de Bordeaux, Montaigne est retourné dans sa bibliothèque pour finir la rédaction des trois tomes de ses 107 essais. Il consacre alors l'essentiel de son temps à la rédaction, la correction et l'édition de cette œuvre jusqu'à sa mort, en septembre 1592.

Montaigne préfère la santé au bonheur

Face aux tenants du bien-être, de l'épanouissement ou de l'accomplissement, Montaigne en reste à l'essentiel : la santé. À son époque, le développement personnel compte moins que la préservation de la vie sans trop de maladies. « C'est une chose précieuse que la santé, écrit-il à propos de la médecine, et la seule qui mérite, à la vérité, qu'on y emploie non seulement le temps, la sueur, la peine, les biens, mais encore que l'on passe sa vie à la rechercher, parce que sans elle, la vie vient pour nous à être pénible et affligeante. Le plaisir, la sagesse, la science, la vertu, sans elle se ternissent et s'évanouissent[1]. »

Montaigne place la recherche de la santé au-dessus de tout, écrivant dans *De la présomption* : « Sauf pour la santé et la vie, il n'y a chose pour laquelle je veuille me ronger les ongles et que je veuille acheter au prix du tourment de l'esprit et de la contrainte. » Aucun penseur, à en croire les *Essais*, ne peut produire de théorie ou de livres sans cette condition essentielle qu'est la santé. À ceux qui en douteraient, imaginez Platon frappé d'épilepsie ou d'apoplexie. Dans cette situation, les nobles et riches facultés de son âme ne lui serviraient à rien. « Toute voie qui nous mènerait à la santé ne peut pour moi être appelée ni rude ni chère. »

Montaigne suggère que la médecine qu'il défend et cherche pour lui-même laisse faire l'ordre de la nature. La même nature prend soin avec efficacité

1. *Sur la ressemblance des enfants avec leurs pères.*

des puces, des taupes et des hommes. Encore faut-il choisir des principes qui ne soient pas trop contraignants ni compliqués : « Faites prescrire une purgation à votre cervelle. Elle sera mieux employée là que dans votre estomac. » En réponse à ceux qui se soignent trop au risque d'en tomber malades et de s'intoxiquer avec leurs médicaments, il prône une santé naturelle, préservant l'essentiel sans chercher des états de bonheur ou de bien-être parfaits.

Montaigne aime mieux les médecins que leur médecine

Il veut toutefois limiter le soin aux cas où il est indispensable. « On a demandé à un Lacédémonien [habitant de Sparte] ce qui l'avait fait vivre aussi longtemps en bonne santé : l'ignorance de la médecine, a-t-il répondu. »

Pour éclairer celles et ceux qui veulent savoir quelle pratique et quelle prévention choisir, Montaigne s'appuie sur Nicoclès, un roi de Chypre du IIIe siècle avant l'ère chrétienne, qu'il cite dans l'essai *Sur la ressemblance des enfants avec leurs pères* : « Les médecins ont ce bonheur. Le soleil éclaire leurs succès et la terre cache leurs échecs. Ils ont une façon bien avantageuse de se servir de toutes sortes d'événements. Car ce que la Fortune [ou le hasard], ce que la Nature ou quelque cause étrangère produisent en nous de bon ou de salutaire, c'est le privilège de la médecine de se l'attribuer. » Tous les heureux événements qui arrivent au patient, c'est donc des médecins qu'il les reçoit. Et quant aux fâcheux événements, ou ces derniers les désavouent tout à fait, ou ils en attribuent la faute au patient lui-même. Par exemple, le malade imprudent a découvert son bras, il a été surpris par le bruit d'une voiture ou il a entrouvert sa fenêtre. Plus grave encore, il s'est couché sur le côté gauche ou il a fait passer dans sa tête une pensée pénible. « Une parole, un songe, un coup d'œil leur semblent une excuse suffisante pour se disculper d'une faute [ou d'une erreur dans leur pratique]. »

Les faux médicaments ne trouvent pas plus grâce aux yeux de Montaigne que les médecins trop entreprenants. L'inventaire qu'il dresse des remèdes inutiles de son époque est impressionnant :

— le pied gauche d'une tortue ;
— l'urine d'un lézard ;
— la fiente d'un éléphant ;
— le foie d'une taupe ;
— du sang tiré sous l'aile droite d'un pigeon blanc ;
— des crottes de rat pulvérisées ;
— un nombre impair de pilules ;
— certaines fêtes et certains jours de l'année qui seraient propices à la guérison ;
— certaines heures de la journée qu'il faudrait privilégier ou au contraire éviter pour cueillir les herbes…

N'aurait-on pas bien besoin, à notre époque, d'un inventaire de tout ce que nous nous imposons d'étrange ou d'inutile dans l'espoir de guérir des maladies réelles ou imaginaires ?

Montaigne opte, face aux maux quotidiens, pour les médecines indolores et naturelles. Les recommandations les plus efficaces sont pour lui souvent les plus simples et les moins contraignantes. Il se méfie autant de l'excès de soin que de l'excès de contrainte. L'image de l'archer qui lance sa flèche trop loin, illustrant le danger de soins trop énergiques quand ils ne sont pas indispensables, lui est chère : « L'archer qui dépasse le but [ou sa cible] le manque comme celui qui n'arrive pas jusqu'à lui [...]. L'excès de philosophie [et de contraintes sur soi] est dommageable. [... Il ne faut pas] s'y enfoncer au-delà des bornes de l'utilité [...]. Que dire du fait que nos médecins spirituels et corporels, comme par complot, ne trouvent aucune voie menant à la guérison, ni aucun remède pour les maladies du corps et de l'âme si ce n'est par le tourment, la douleur et la peine ? » En même temps, une pointe de souffrance rend les prescriptions plus efficaces. L'amertume et la gêne sont des circonstances qui favorisent l'action des traitements. « Celui pour qui le jeûne aiguiserait la santé et l'allégresse, pour celui qui trouverait le poisson plus appétissant que la viande, ce ne serait plus un remède salutaire[1]. »

Une bonne part des maladies viennent de traitements inutiles que l'on s'administre soi-même ou que prescrivent des praticiens trop entreprenants, dit-il aussi, déjà. On se guérit autant en enlevant des soins superflus qu'en en ajoutant aux remèdes indispensables. Ésope, que Montaigne évoque, a raconté l'histoire d'un maître qui avait acheté un esclave maure ou oriental[2] ; le maître pensait que la couleur de la peau de son esclave était un signe de maladie. Il croyait qu'il était ainsi parce que son précédent maître l'avait maltraité. Le nouveau maître voulut le requinquer à

1. *De la modération.*
2. *Sur la ressemblance des enfants avec leurs pères.*

grand renfort de soins et de breuvages. Le Maure ne changea pas de couleur, mais il en perdit complètement la santé… Traduction : il n'y a aucun traitement qui n'ait une partie nuisible. Si les traitements qui nous sont utiles nous nuisent d'une certaine façon, que font ceux que l'on nous applique alors qu'ils sont contre-indiqués ?

Malgré ses préventions contre la médecine, Montaigne aime bien les médecins en tant que personnes. « J'honore, dit-il, les médecins non pas parce que c'est nécessaire […] mais par affection pour eux-mêmes, après en avoir vu beaucoup qui étaient des hommes honnêtes et dignes d'être aimés. Ce n'est pas à eux que j'en veux. C'est à leur art, et je ne leur attribue pas un grand blâme de faire leur profit de notre sottise car la plupart des gens font ainsi[1]. » Le philosophe raconte dans *De la présomption* comment il se comporte avec les médecins : « Je leur fais dire de venir me voir quand je suis malade s'ils se trouvent opportunément dans les environs. Je demande à m'entretenir avec eux [de ma maladie] et les paie comme les autres personnes que je fais travailler. Je leur donne la permission de me commander de me couvrir chaudement […]. Ils peuvent choisir [pour moi] entre les poireaux et les laitues ce dont il leur plaira que mon bouillon soit fait. [Ils peuvent] m'ordonner le vin blanc ou un autre vin. »

1. *Ibid.*

Les quatre conditions pour une médecine efficace

On voit, finalement, combien dans chacun de ses essais ce grand philosophe pose des questions que ne renierait pas un chercheur du XXIe siècle sur les comportements qui protègent la santé. L'essayiste anglaise Sarah Bakewell, dans *Comment vivre*[1] *?*, a d'ailleurs présenté les étapes de la méthode de Montaigne pour prévenir et guérir les petits et grands maux.

1. Il éclate toute question générale en une myriade de *questions concrètes* que chacune et chacun se pose ou pourrait se poser. Montaigne se demande, par exemple, comment consoler un ami éploré, comment affronter sa peur de la mort, comment se sortir sans encombre d'une situation où des personnes vous menacent.

2. Il préfère les *détails* aux grands principes, sachant que c'est par des détails qu'on se protège ou qu'on s'expose à la maladie. Sarah Bakewell cite quelques-uns de ses avis sur des points très précis :

— le melon est son fruit préféré et il trouve qu'il lui fait du bien ;

— il préfère faire l'amour couché plutôt que debout ;

— il préfère les compagnies enjouées aux personnes tristes qui l'affligent ;

1. Sarah Bakewell, *Comment vivre ? Une vie de Montaigne en une question et vingt tentatives de réponse*, Albin Michel, 2013.

— il est plus souvent convaincu par une repartie brillante que par un raisonnement triste.

3. Sa méthode tient avant tout à *concerner personnellement* et à *motiver*. Cité par Sarah Bakewell, un journaliste du *Times* résume en quoi Montaigne lui paraît le meilleur des guides de santé et pourquoi on a envie d'appliquer ses conseils : « Je mets au défi tout lecteur de Montaigne de ne pas poser le livre à un moment ou un autre pour se dire : “Mais comment a-t-il su tout cela de moi[1] ?” » La réponse est simple. Montaigne a appris sur nous en s'étudiant lui-même. Un autre philosophe, Blaise Pascal, a lui aussi été conquis par les avis de Montaigne, au point d'écrire : « Ce n'est pas dans Montaigne mais dans moi que je trouve tout ce que j'y vois. » Un penseur contemporain, Ralph Waldo Emerson, est allé encore plus loin en disant que toute personne qui lit les *Essais* a l'impression de les avoir écrits elle-même.

4. Il *change de cap* plusieurs fois par essai, exprimant une souplesse rassurante dans des temps (les siens comme les nôtres) où les experts ont tant (trop ?) de certitudes. Toutes les deux ou trois phrases, il s'examine, plonge dans l'histoire ancienne, trouve un contre-exemple puis se contredit et expose une nouvelle façon de résoudre les questions de santé ou de bonne vie qu'il avait posées.

Marie continue à écouter les principes de la méthode de Montaigne que j'énonce. Elle a désormais été

1. Bernard Levin, *The Times*, 2 décembre 1991, p. 14.

introduite à son œuvre autant qu'à sa personnalité, et paraît particulièrement sensible au fait que tout ce qu'il écrit se fonde sur l'expérience, qu'il s'agisse de maladie, d'angoisse ou de politique. Le silence entre nous s'est allégé, et le niveau de confiance dans notre relation a gagné quelques degrés. Est-ce l'effet du soleil de juin sur Paris ? Ressentons-nous l'ombre des arbres du square Paul-Painlevé que nous quittons ? Nous allons avancer vers le XVIe siècle, avec des détours par l'Antiquité et d'autres par les recherches les plus actuelles sur la psychologie et la biologie du cerveau. Avant que nous quittions la rue des Écoles, Marie pose une nouvelle fois sa main sur le pied droit de Montaigne pendant que je lis le texte gravé sous la sculpture : « Paris a mon cœur dès mon enfance. Je ne suis français que par cette grande cité. Grande surtout et incomparable en variété. La gloire de la France et l'un des plus nobles ornements du monde. »

Je ne résiste pas à l'envie de frotter moi aussi le pied magique. Nous allons avoir besoin de sa protection, de son esprit et de ses étranges pouvoirs…

Montaigne en quelques dates
(adapté de Sarah Bakewell)

Naissance : **28 février 1533**
Entrée au collège de Guyenne à Bordeaux : **1540**
Fin des études de droit : **1554**
Rencontre d'Étienne de La Boétie : **1558**
Massacre des protestants à Wassy : **1562**
Mort d'Étienne de La Boétie : **1563**
Mariage avec Françoise de La Chassaigne : **1565**
Mort du père de Montaigne, Pierre Eyquem : **1568**
Accident de cheval et coma : **1570**
Premier temps de l'écriture des *Essais* : **1572**
Premier accès de gravelle : **1578**
Voyage en Italie et élection à la mairie de Bordeaux : **1581**
Fin du mandat de maire de Bordeaux : **1585**
Mort : **13 septembre 1592**

2

Montaigne et l’enfance

Pour le rendez-vous suivant, Marie ne veut pas me retrouver dans mon bureau. Elle marque son indépendance et son objectif, déjà affirmé lors des précédentes rencontres, d'établir un échange qui ne ressemble en rien à une consultation médicale habituelle. Elle m'appelle depuis un endroit qui évoque ses premiers plaisirs d'enfance. « Bonjour Docteur. Je me suis installée rue Guisarde, devant un magasin de jouets anciens fondé en 1775. À chacun de mes anniversaires, mon grand-père m'y accompagnait et me faisait choisir un cadeau. On peut s'y retrouver ? »

Lorsque j'apparais, elle sourit et raconte d'emblée : « Je me souviens d'avoir été plus intimidée et fascinée que vraiment amusée par ces objets, déjà vieux au temps de mon enfance. Ils me faisaient un peu peur, aussi. Mais, depuis, ce sont les seuls cadeaux que j'aie gardés. »

Devant la vitrine, la quadragénaire voit revenir des images de fêtes de fin d'année et d'anniversaires. Depuis que nous avons échangé sur la vie de Montaigne, elle a été surprise par d'autres coïncidences : en plus de son prénom partagé avec Marie de Gournay, il se trouve qu'elle est née dans la région de Bordeaux, comme le philosophe. Comme lui, elle a eu des parents exigeants et communiquant peu leurs émotions, d'où sa volonté de savoir si de tels parents fabriquent obligatoirement des angoisses chez leurs enfants. Je ne sais comment lui répondre d'une manière qui ne soit pas trop simpliste. J'élude donc tranquillement la question, ainsi que mon métier me le permet… et me l'apprend. Je la laisse continuer.

« J'ai connu sur les rives de la Garonne une enfance sans histoire, sans traumatisme susceptible de me marquer encore aujourd'hui, sans souvenirs extraordinaires ni faits saillants. Je ne garde pas à l'esprit beaucoup d'images de cette période bien sage. Je les ai oubliées, ou refoulées, direz-vous peut-être. Aujourd'hui, je suis surtout vigilante pour mes propres enfants. Je voudrais éviter de commettre des erreurs dans ma façon de me comporter avec eux, moi qui essaie de ne pas leur faire de mal. Au moindre conflit, je me demande comment le gérer sans drame. Que faire avec leurs colères, leurs pleurs, et comment les motiver pour les études ? Vous devez me trouver tragiquement banale, mais je suis curieuse de savoir ce que Montaigne peut proposer à la mère tourmentée que je suis, parfois au bord de la crise de nerfs. »

Une étude australienne récente[1] vient d'identifier les facteurs qui augmentent l'angoisse au sein d'une famille, tant chez les parents que chez les enfants. Les résultats font écho aux crises de nerfs de Marie et aux règles de santé des *Essais*. Les principaux poisons

1. Lisa-Marie Emerson, Claire Ogielda et Georgina Rowse, « A systematic review of the role of parents in the development of anxious cognitions in children », *Journal of Anxiety Disorders*, n° 62, mars 2019, p. 15-25.

de la relation entre parents et enfants, en dehors des sévices, des violences et des abandons, sont :

— les attentes excessives des parents. Les pressions les plus fréquentes concernent la réussite scolaire, l'attente de créativité et le besoin d'avoir un enfant parfait ou exceptionnel ;

— le refus d'accorder aux enfants de l'autonomie, et l'illusion de vouloir contrôler ou maîtriser leur vie.

Montaigne explique et traite ces névroses parentales en partant de quelques situations précises. Ainsi, elles étaient aussi brûlantes et scandaleuses à son époque qu'à la nôtre. Il en profite pour livrer ses vues, toujours modérées et respectueuses, parfois contre-intuitives, sur l'éducation. Je m'apprête à partager avec ma patiente vagabonde quelques-unes de ces idées qui me semblent les plus pragmatiques sur la manière d'élever et d'instruire des enfants sans perdre sa sérénité. Mais avant d'aborder la bonne manière de faire apprendre des leçons aux plus jeunes ou de les initier au sport, je m'autorise un détour biographique par la prime jeunesse du philosophe.

Comment survivre à un père perfectionniste et à une mère silencieuse... et comment leur pardonner

Montaigne a dû avoir un mental en acier pour traverser une enfance aussi étrange que la sienne. Des recherches récentes viennent de prouver que les enfants élevés par des parents qui ne les sécurisent pas ont moins d'intelligence émotionnelle une fois devenus adultes. Qu'ils perçoivent, comprennent et gèrent moins bien leurs émotions[1]. Au niveau du décryptage de ces dernières, Montaigne n'a pourtant pas été handicapé par le manque de figures d'attachement subi dans son enfance. À y regarder de plus près, son père ne lui était pas indifférent, mais son attention s'exprimait d'une manière singulière. En effet, Pierre Eyquem a fait pour l'éducation de son garçon un choix étonnant : féru de culture classique, il a voulu que la langue maternelle de son premier héritier ne soit pas le français de son époque, mais le latin. Il a pour cela engagé comme précepteur un médecin allemand, en lui donnant la consigne de ne parler au petit qu'en latin. Montaigne l'a raconté lui-même : « C'était une règle inviolable que [ni mon père] ni ma mère ni valet ni chambrière n'employassent, quand ils parlaient en ma compagnie, [autre chose] que des mots latins, autant que chacun en avait appris pour baragouiner avec moi [...]. Sans méthode, sans livre, sans grammaire ou procédé dogmatique, sans fouet et sans larmes, j'avais appris du latin – un latin tout aussi pur que mon maître d'école le connaissait[2]. »

Imaginerait-on aujourd'hui des parents élever leurs enfants dans une autre langue que celle qu'ils pratiquent eux-mêmes ? Et que dirait-on si cette langue n'était plus parlée par personne dans le monde, mais seulement présente dans des textes classiques ? S'ils consultaient un spécialiste du développement de

1. Sarah A. Walker, Kit S. Double, Hannah Kunst, Michael Zhang et Carolyn MacCann, « Emotional intelligence and attachment in adulthood : A meta-analysis », *Personality and Individual Differences*, n° 184, janvier 2022.

2. *De l'institution des enfants.*

l'enfant, de tels parents ne recevraient certainement pas d'encouragements à continuer !

La relation qu'entretenait Montaigne avec sa mère était plus surprenante encore. Ils ne s'adressaient pas la parole et se comprenaient encore moins, bien qu'ils aient vécu ensemble cinquante ans dans le même château familial. Montaigne ne raconte rien sur elle dans ses *Essais*. Il n'est donc pas impossible que cette relation presque inexistante soit à l'origine de ce que l'on pourrait appeler, en termes modernes, une fragilité ou une vulnérabilité au stress. Montaigne s'est dès lors davantage appuyé sur les sages de l'Antiquité, dont son père lui a fait lire puis adopter les principes, que sur une image maternelle pour se construire : « Mon enfance, écrit-il dans *De la présomption*, a été conduite de façon molle et libre, exempte de rigoureuse obéissance. Tout cela m'a formé un caractère délicat et incapable de supporter l'inquiétude à tel point que j'aime que l'on me cache mes pertes et les désordres qui me touchent. »

La mère de Montaigne est porteuse d'un autre mystère. Elle a francisé son patronyme en Antoinette de Louppes de Villeneuve, alors qu'elle s'appelait Antoinette Lopez de Villanueva, nom correspondant à celui de Juifs espagnols convertis de force, marranes dont elle a voulu oublier ou masquer l'existence. On retrouve dans la famille Villanueva un Juif espagnol de Saragosse, Moshé Paçagon, qui a pris le nom de Garcia Lopez de Villanueva. Selon Stefan Zweig, une partie de la famille Lopez de Villanueva s'est installée à Anvers, où elle est devenue protestante, tandis qu'une autre s'est convertie au catholicisme et a déménagé à Bordeaux. Dans ses écrits, Montaigne n'a pas plus abordé sa relation au judaïsme que ses liens avec sa mère. Beaucoup de détails des *Essais* pourraient cependant, malgré son silence, révéler un attachement à la religion de ses ancêtres. Il prône ainsi une mystique intérieure et méditative à mi-chemin entre judaïsme et catholicisme, et ne cède jamais à l'antisémitisme, banal en son temps.

Marie est accrochée par ces détails. Je lui raconte alors ce que Stefan Zweig, dans sa biographie, comprend ou imagine de la psychologie de ce dernier : « On ne saurait sans artifice distinguer dans cette combinaison si parfaite [entre Juifs et Gascons] ce qu'il doit à l'une et l'autre de ces branches. On pourra juste dire que cette mixité le prédestinait à être un homme du milieu, un homme de lien, tournant ses regards de tous côtés sans préjugés, dénué d'étroitesse à tous égards, un libre penseur et un citoyen du monde, un esprit libre et tolérant, fils et citoyen non d'une race et d'une patrie mais citoyen du monde par-delà les pays et les époques. »

L'instinct paternel ou maternel n'est ni naturel ni universel

Dans l'essai *De l'affection des pères pour leurs enfants*, Montaigne déculpabilise les parents qui n'éprouvent pas d'affection ou de passion immédiate pour leur nourrisson. Il dit que le premier instinct ressenti par les femmes et les hommes, qu'ils soient parents ou pas, est le souci de se préserver eux-mêmes, puis de préserver leur enfant des maladies et violences et de lui éviter ce qui pourrait lui nuire. La tendresse ressentie pour la progéniture occupe seulement la troisième place parmi les instincts, après le souci de se protéger soi-même et de prémunir les siens des plus grands dangers.

Montaigne attend en fait, avant d'éprouver de l'amour pour ses enfants, autre chose que leur simple existence. Il avoue qu'il ne peut comprendre ni partager la passion avec laquelle certains parents embrassent les bébés à peine nés : « Les enfants n'ont à ce moment ni mouvement de l'âme, ni forme reconnaissable du corps par quoi ils peuvent se rendre aimables. » On est loin des affirmations d'aujourd'hui sur la psychologie et la communication du nourrisson, sur le fait que le bébé est une personne et sur l'importance de ses mille premiers jours de vie.

Dans sa grande entreprise de déculpabilisation des parents perfectionnistes, Montaigne continue : « Une affection vraie et bien réglée [ou rationnelle] devrait naître et augmenter d'elle-même avec la connaissance que [les enfants] nous donnent d'eux. Et alors, s'ils le méritent, l'inclinaison naturelle [ou notre instinct] marchant avec la raison, nous devrions les chérir d'un amour vraiment [paternel et maternel]. » On aurait envie d'ajouter, avec notre souci moderne de bienveillance, que même et surtout s'ils ne le méritent pas, l'amour et le soutien des parents doivent les combler.

Montaigne se moque particulièrement des parents qui préfèrent les nouveau-nés aux enfants devenus adultes. À ses yeux, la plupart du temps, nous nous sentons plus émus par les trépignements, les jeux, les puériles naïvetés des petits que par leurs actes de jeunes adultes. Nous sommes moins touchés par leurs actions une fois qu'elles sont raisonnables, ou par leurs opinions indépendantes : « C'est comme si nous avions aimé nos enfants comme un passe-temps, comme des guenons et non comme [des femmes ou] des hommes. »

Pour aller contre l'idée d'un instinct naturel que l'on devrait se reprocher de ne pas ressentir, Montaigne compare la fierté que nous inspirent nos productions intellectuelles, notre travail, à celle que l'on ressent envers nos enfants. Il se demande si Épicure, en mourant, tourmenté par des douleurs, a trouvé sa consolation dans la beauté de la doctrine qu'il avait conçue et qu'il laissait aux hommes, ou dans ses nombreux rejetons doués et bien élevés. Avec une certaine provocation, il dit que si Épicure avait eu à choisir entre laisser après lui un enfant mal formé et idiot ou un livre sot, il aurait choisi un héritier contrefait. On est en droit, surtout aujourd'hui, de douter de ce choix et de ne pas le partager… « Quant à moi, conclut Montaigne sans ironie, je ne sais pas si je n'aimerais pas mieux de beaucoup en avoir produit un [enfant] parfaitement bien formé par mon commerce [mes relations] avec les Muses plutôt que par mon commerce avec ma femme. »

Marie ne rejoint pas Montaigne sur le terrain de l'indifférence qu'il autorise envers les enfants les plus jeunes. Elle ne lui pardonne pas non plus de préférer ses livres à sa famille. Mais elle se ravise en se souvenant d'une de ses amies, percluse de reproches et de culpabilité faute de réussir à se passionner pour son nouveau-né. Même si elle-même n'a pas connu cette difficulté, elle mesure combien l'autorisation à aimer ses enfants progressivement après leur naissance peut tranquilliser certains parents.

« Si c'était à refaire, me dit-elle, j'aurais préparé mon accouchement et l'accueil de mon premier enfant avec Montaigne plutôt qu'avec mon guide d'éducation et des articles censés m'aider à devenir une mère plus que parfaite. »

Tous ces livres partent du principe que l'amour que l'on porte à ses enfants est naturel. À mon sens, ils devraient plutôt rappeler certains principes apaisants :

— l'amour parental est parfois immédiat dès la naissance, mais il peut aussi mettre du temps à s'installer ;

— certains parents ont besoin de premiers échanges avec leurs enfants pour commencer à les investir ;

— l'amour pour les enfants, comme tout autre amour, peut diminuer et augmenter. Il s'émousse quand on est fatigué, agacé ou même sans raison. Il reprend quand on est plus en forme.

Qu'offrir à ses enfants pour leur faire vraiment plaisir ?

Marie est revenue s'asseoir en face de moi, dans mon bureau. Son voyage dans le Quartier latin a ravivé émotions et souvenirs :

« Devant ma boutique favorite de jouets anciens, je me suis rappelée que mes objets préférés n'étaient pas les figurines, et encore moins les soldats de plomb d'antan, mais la principale spécialité du magasin : les plats d'étain. Ce sont des figurines plates, découpées dans l'étain et colorées. Je suis entrée, et j'ai pris en main leurs derniers modèles. Certains me faisaient penser à des personnages de l'époque de Montaigne. J'ai même revu un plat d'étain représentant un enfant africain chevauchant un bœuf blanc : exactement le même que celui que m'avait offert mon grand-père. Je n'ai pas résisté à l'envie d'en racheter un. Le propriétaire du magasin m'a dit, comme le faisait mon grand-père, que, d'après une légende parisienne, le jeune Charles de Gaulle se faisait offrir, enfant, les mêmes plats d'étain que les miens, et qu'il les achetait dans ce même magasin. »

Il est donc temps d'aborder la question des cadeaux destinés aux enfants, leurs attentes, leurs réactions, et la façon de trouver les meilleures surprises. Avec Montaigne.

« Pensez, Marie, au moment où vous choisissez des cadeaux pour les fêtes de fin d'année ou pour un anniversaire. C'est sans doute le défi pour lequel vous auriez le plus besoin qu'un expert gascon du XVIe siècle vous accompagne. Faut-il choisir ce qui vous plaît, afin de partager vos passions ou marottes ? Faut-il essayer de deviner les désirs de l'enfant à qui on va faire un cadeau ? Vaut-il mieux flatter ses goûts habituels ou le pousser vers la découverte d'un autre centre d'intérêt ? Offrirez-vous à un adepte des jeux en ligne une nouvelle version de son logiciel préféré ou une initiation à un sport qu'il n'a jamais pratiqué ? Allez-vous essayer de lui faire commencer une collection de plats d'étain ? Face à ce casse-tête, quelques chercheurs donnent des idées, et Montaigne tranche la question. »

Une spécialiste en neurosciences appliquées et en « neuromarketing », Lan Nguyen Chaplin, professeure à l'université de l'Illinois à Chicago, a trouvé quels cadeaux font le plus de bien et de plaisir aux enfants[1]. De trois à douze ans, ces derniers profitent particulièrement des objets qu'on leur offre. Après douze ans, ils préfèrent les expériences marquantes dont ils garderont un souvenir. L'expérience offerte peut être un voyage, un spectacle, un jeu ou une fête. Ils en tirent d'autant plus d'émotions agréables que le moment est partagé avec des proches et qu'ils peuvent le revoir sur des photographies ou tout autre support. Montaigne rappelle, lui, que les cadeaux restent importants même quand les enfants grandissent ou deviennent adultes.

Certains parents fournissent généreusement des jouets aux plus jeunes, et deviennent très chiches face à la moindre dépense qu'il leur faut faire quand ces mêmes enfants atteignent l'âge de raison. Montaigne voit dans cette pingrerie à l'encontre des petits qui grandissent l'expression d'une jalousie ou d'une agressivité non dite face à une jeune fille ou un jeune homme qui n'« appartient » plus à ses parents et éventuellement les dépasse : « La jalousie que nous avons de les voir paraître [dans le monde] et en jouir quand nous sommes nous-mêmes sur le point de le quitter nous rend plus économes et plus avares envers eux[2]. » Il va encore plus loin : « Il nous est désagréable qu'ils nous

1. Lan Nguyen Chaplin, Tina M. Lowrey, Ayalla A. Ruvio, L. J. Shrum et Kathleen D. Vohs, « Age differences in children's happiness from material goods and experiences : The role of memory and theory of mind », *International Journal of Research in Marketing*, n° 37, septembre 2020, p. 572-586.

2. *De l'affection des pères pour leurs enfants.*

marchent sur les talons comme pour nous solliciter de sortir. » Il faut pourtant rester généreux avec les enfants devenus adultes, autant que quand ils étaient nourrissons. Cela s'applique non seulement aux cadeaux, mais aussi à la transmission des richesses et des biens en général : « Je trouve que c'est de la cruauté et de l'injustice de ne pas [partager nos biens et de ne pas faire de nos enfants] des compagnons dans l'entière connaissance de nos affaires domestiques quand ils sont devenus capables [de les comprendre]. C'est une injustice que de voir qu'un père vieux, cassé par l'âge et demi-mort, jouit seul à un coin du foyer des biens qui suffiraient à la promotion [sociale] et à l'entretien de plusieurs [de ses] enfants. » Ce refus d'offrir et de transmettre peut faire perdre aux enfants leurs meilleures années, et même les jeter dans le désespoir ou la délinquance. Un très honorable gentilhomme a avoué à Montaigne qu'il avait été conduit au vol par la dureté et l'avarice de son père. Il avait commencé pour éviter la misère, et n'a pas réussi à brider son comportement criminel.

Un groupe d'économistes japonais a comparé l'impact d'un cadeau cher et d'un cadeau bien choisi sur leur destinataire[1]. Ils se sont aperçus que les cadeaux les plus chers marquent plus d'engagement et d'intérêt envers celle ou celui qui les reçoit que les cadeaux utiles ou bien sélectionnés. C'est triste et matérialiste,

1. Asuka Komiya, Yohsuke Ohtsubo, Daisuke Nakanishi et Shigehiro Oishi, « Gift-giving in romantic couples serves as a commitment signal : Relational mobility is associated with more frequent gift-giving », *Evolution and Human Behavior*, n° 40, mars 2019, p. 160-166.

mais confirmé par plusieurs autres études sur le sujet. Même si l'argent ne fait pas le bonheur, il fait les bons présents ! On attend de celui qui offre plutôt de la générosité que de la malice. Une autre observation établit que, en moyenne, les jeunes filles se souviennent mieux et plus longtemps que les garçons de ce qu'on leur a offert. Deux groupes de cadeaux procurent des émotions différentes : les cadeaux à date fixe, comme ceux de fin d'année ou d'anniversaire, et les cadeaux sans motif. Les deux sont importants pour leur effet sur les émotions et l'estime de soi. Une petite surprise en dehors d'une fête rassure souvent davantage sur l'affection et l'intérêt de celle ou celui qui l'offre qu'un paquet offert à un moment prévisible ou socialement attendu.

Comprendre l'ingratitude

Montaigne éclaire les réactions parfois déconcertantes des enfants face aux cadeaux que l'on a mis si longtemps à choisir et trouver pour eux. Chaque parent s'attend à un fort succès, à des marques d'enthousiasme à la hauteur du temps passé ou de la dépense. Pourtant, les paquets si chers, si lourds ou si bien dénichés s'ouvrent dans une relative indifférence. Rien d'inquiétant ou de frustrant à cela, c'est seulement l'application d'un principe général présenté dans l'essai *De l'affection des pères pour leurs enfants* : « Celui qui fait du bien à quelqu'un l'aime mieux qu'il n'en est aimé. Celui qui reçoit de l'amour [un cadeau] aime moins que celui qui le donne. » Montaigne enfonce le clou avec un exemple : « Tout ouvrier aime mieux son ouvrage qu'il ne serait chéri de lui si l'ouvrage pouvait éprouver des sentiments. » Il existe une différence entre les actions appelées honorables et les actions utiles. Celui qui fait du bien ou offre un cadeau exerce une action honorable. Celui qui reçoit du bien exerce une action seulement utile ou imposée. Il est obligé d'ouvrir son paquet et de marquer un minimum de gratitude. « L'utile est beaucoup moins digne d'être aimé que l'honorable. L'honorable est stable et permanent. Il fournit à celui qui l'a fait une satisfaction constante. L'utile se perd et s'oublie facilement et le souvenir n'en est ni aussi frais ni aussi doux. »

Un autre éclairage sur l'apparente ingratitude des enfants face aux présents et autres expressions d'intérêt tient à une règle rappelée dans les *Essais* : au moment de choisir un cadeau, les parents investissent en général beaucoup plus d'attention envers leurs enfants que ceux-ci ne leur en rendront. Il faut faire plus d'efforts pour donner de l'affection que pour en recevoir. Au-delà de l'affection ou des cadeaux, il est dans toutes les situations plus difficile de donner que de prendre. Mais l'effort de préparation et de réalisation du don, qui exige de l'énergie, fait aussi plus plaisir. Les choses nous sont plus précieuses quand elles nous coûtent des efforts que quand elles nous sont acquises avec facilité. On oublie donc moins ce que l'on a donné en y consacrant du temps et de l'argent que ce que l'on a pris facilement. Telle est l'origine, analysée par Montaigne et confirmée depuis, du grand et constant malentendu devant les cadeaux entre celui ou celle qui offre et celui ou celle qui reçoit.

Marie se demande alors, en dehors de ses chers plats d'étain, quels cadeaux l'ont marquée le plus :

« Je vais, me dit-elle, chercher ce qui m'a coûté le plus cher dans ma vie, en termes d'argent, de temps et d'énergie. Est-ce un diplôme, une personne, des biens matériels, des événements ? Je verrai s'il y a un lien entre le coût, l'effort et le souvenir qu'il m'en reste. Je vais chercher aussi à qui j'ai coûté le plus, en me demandant si j'ai bien pris la mesure de l'effort de celui ou celle qui m'a gâtée. »

Comment enseigner à un enfant ?

Les questions posées par Montaigne se rapprochent des préoccupations les plus habituelles de ma patiente sur son rôle de mère. Elle se demande régulièrement si elle doit faire preuve de plus d'autorité, être plus exigeante face aux dérapages de son dernier fils qui la nargue souvent. Entre autorité, persuasion et négociation, Montaigne a tranché la question : aucun pouvoir ni aucune influence ne peuvent venir de la violence ou de la menace à l'intérieur d'une famille. Les guerres peuvent exister entre deux pays avec, à la fin, un vainqueur et un vaincu ; les guerres dans une famille se soldent par une défaite collective. « Il faut se rendre respectable par sa valeur et par ses capacités et aimable par sa bonté et par la douceur de son comportement[1]. » Non-violent avant que ce ne soit la mode, le philosophe affirme la puissance de la retenue : « On est loin de la vérité si l'on croit que l'autorité est plus ferme

1. *De l'affection des pères pour leurs enfants.*

et plus solidement établie quand elle est fondée sur la force que lorsqu'elle est fondée sur l'affection[1]. » Toute violence est inutile et coupable dans l'éducation d'une « âme tendre que l'on forme pour l'honneur et pour la liberté ». Il conclut : « J'estime que ce qui ne peut pas se faire par la raison, par la sagesse et par l'habileté ne se fait jamais par la force. »

À l'appui de sa défense de la douceur, Montaigne se rappelle sa propre enfance dans l'essai *De l'affection des pères pour leurs enfants* : « Dans mon tout premier âge, je n'ai jamais tâté du fouet que par deux fois, et encore bien mollement. Je dois la pareille aux enfants que j'ai eus. » Le philosophe n'a pas plus maltraité physiquement ses enfants qu'il n'a été maltraité lui-même. Ils sont, hélas, tous morts en bas âge, sauf Léonor, sa seule fille. « Elle a atteint six ans et plus sans qu'on ait employé, pour la diriger ou pour châtier ses fautes d'enfant, autre chose que des paroles et [encore] des paroles bien douces. Je n'ai pas vu les verges [ou les bâtons] produire d'autre effet que de rendre les âmes plus molles ou plus obstinées dans le mal. » Il conclut : « Ce n'est pas une âme, ce n'est pas un corps que l'on forme : c'est un homme [et une femme]. Il ne faut pas les traiter séparément [...]. Et notre âme ne se met en mouvement que par confiance[2]. »

Ces phrases font mouche auprès de Marie. Elle se sent confortée dans sa préférence pour la négociation avec ses enfants plutôt que pour des règles dures ou des punitions. Je vois qu'elle commence à se

1. *Ibid.*
2. *De l'institution des enfants.*

trouver des points communs et des valeurs partagées avec Montaigne. Elle est décidée à utiliser ce principe de non-violence dans la communication le plus souvent possible. Elle ne se reprochera plus, grâce à Montaigne, un excès de faiblesse ou de laxisme.

Mise en confiance par la répulsion du philosophe à l'égard de l'autoritarisme, ma patiente cherche une réponse sur un autre sujet qui la préoccupe. Comme bien des parents, il lui arrive de s'impatienter face à son fils cadet lorsqu'elle le trouve inattentif ou qu'il refuse de travailler. Quand elle marque son agacement, elle ne corrige en rien l'attitude qui lui déplaît. Si elle s'énerve, c'est encore pire. En cédant à une colère, même légitime, elle ne va pas dans le sens de ce que recommande l'essai *De l'institution des enfants*. L'enseignant ou le parent idéal est en effet, pour le philosophe, tolérant et respectueux envers l'enfant : « Je veux qu'il commence à le mettre sur la piste, en lui faisant goûter les choses[. Je préfère qu'il lui apprenne] à choisir les choses et à les discerner de lui-même, en lui ouvrant quelquefois le chemin, quelquefois en le lui faisant ouvrir [...]. Je ne veux pas qu'il invente et parle seul. Je veux qu'il écoute son élève parler à son tour. Socrate et ses disciples faisaient d'abord parler leurs disciples, puis ils leur parlaient. » À la manière d'un maquignon qui jauge puis élève son cheval, Montaigne veut que l'enseignant « fasse trotter devant lui [son disciple], pour juger de son allure, juger aussi jusqu'à quel point il doit se rabaisser pour s'adapter à sa force ». Un bon enseignant est, à ses yeux, capable d'écoute et aussi de doute.

Préférer la compréhension cohérente des leçons au par cœur

Marie a subi, avec ses deux enfants, les angoisses des parents très ou trop fixés sur les performances scolaires et pas assez sur la cohérence entre vie et savoir. Elle les a même stimulés intellectuellement dès leur plus jeune âge. « J'achetais à chaque fin de printemps les derniers cahiers de vacances parus, et j'investissais dans des cours de soutien scolaire, me raconte-t-elle. J'ai aussi surchargé mes enfants en activités d'éveil, de création, en musique et en sport. »

Malgré toute l'énergie déployée par ma patiente comme par bien d'autres parents, une question reste sans réponse : comment savoir si des écoliers profitent bien de leur scolarité ? Comment mesurer leurs progrès autrement qu'en attendant avec angoisse les bulletins trimestriels ? Après avoir tenté de contrôler ce qu'apprenaient ses enfants, Marie a recentré sa vigilance sur l'essentiel : leur cohérence, ce qu'ils comprennent, assimilent et mettent en pratique. Sans le savoir, elle suit ce que dit Montaigne de l'équilibre entre mémoire et réflexion. Les *Essais* interdisent en effet que l'on travaille à remplir la mémoire des adolescents, en laissant leur intelligence et leur conscience vides. Bien des parents, répétiteurs scolaires de soirée ou de fin de semaine, peuvent se reconnaître dans l'image des oiseaux nourrisseurs trouvée par le philosophe. Les parents qui ne stimulent que la mémoire de leurs enfants ressemblent « aux oiseaux qui vont à la recherche de grain [pour leur progéniture]. Ils le portent à leur bec sans le goûter, pour en faire la becquée de leurs petits[1] ».

Comment tester les connaissances d'un enfant sans le traumatiser ?

Partageons une autre question que se pose Marie et, avec elle, tant de parents. Est-il plus utile de vérifier que les leçons sont sues, par cœur ou pas, ou vaut-il mieux savoir si elles sont comprises ? Entre mémoire et compréhension, Montaigne a fait son choix : « Qu'un enseignant ne demande pas seulement à son élève de lui répéter les mots de la leçon, mais de lui dire leur sens et leur substance. [Il faut aussi] qu'il juge du profit qu'il en aura fait, non par le témoignage de sa mémoire, mais par celui de sa vie. » La mise en situation et les exemples sont essentiels, autant dans la pédagogie moderne que dans celle que défend le philosophe : « Ce que l'élève viendra apprendre, que [son parent ou son maître] lui fasse mettre en cent formes adaptées à autant de sujets différents pour voir s'il l'a bien compris et bien fait sien. » Au passage, les *Essais* se moquent des bons élèves forts en thème, qui savent tout, mais n'ont rien compris : regorger la nourriture comme on l'a avalée est une preuve qu'elle est restée crue et non assimilée. « L'estomac n'a pas fait son œuvre s'il n'a pas fait changer la façon [d'être] et la forme de ce qu'on lui avait donné à digérer. »

1. *Du pédantisme.*

Le gain de toute étude n'est donc pas seulement de charger la mémoire. L'objectif est qu'on devienne, grâce à elle, meilleur et plus sage. Imaginons que ce précepte soit celui que l'on retienne pour construire les programmes et organiser les enseignements à l'école, et même plus tard à l'université… Imaginons que l'on aille encore plus loin, et que les examens évaluent la sagesse et l'application au quotidien des connaissances reçues.

Respecter les enfants bavards ou timides

Qu'il s'agisse de réciter des leçons ou simplement d'interagir au quotidien, certains enfants ne parlent pas, ou trop peu. Ils ont une nature discrète, voire secrète. Les parents les plus vigilants s'inquiètent et voudraient presque soigner cette tendance de caractère, pourtant normale, qui soulève des interrogations médicales et psychologiques : l'enfant est-il déprimé ? A-t-il un secret à cacher ? Qu'un autre enfant se mette à parler tout le temps, de nouvelles questions se posent sur sa santé : ne serait-il pas hyperactif ? Va-t-il devenir hystérique ?

Dans l'essai *Du parler prompt ou tardif*, Montaigne déclare respecter tout autant les éloquents que les timides, qu'ils soient adultes ou non. Gâtés par le don d'éloquence, certains ont de la facilité et de la promptitude dans la gorge. Ils sont prêts à parler à tout bout de champ. D'autres sont plus lents, ne disent jamais rien que d'élaboré et de prémédité. Aucune de ces deux tendances n'est un indice de maladie ni ne mérite d'être corrigée et encore moins soignée.

Ce sont des natures à respecter, tant l'une que l'autre ont leurs qualités.

Les jeunes gens qui ont le « boute hors » aisé sont à tout moment prêts à parler. Les « parleurs lents » demeurent tout à fait muets s'ils n'ont pas le loisir de se préparer. « Severus Cassius [un orateur romain] parlait mieux sans y avoir pensé avant. Il devait plus à la chance qu'à son application et il tirait profit d'être troublé en parlant », raconte le philosophe en exemple. Ses adversaires craignaient de le piquer de peur que la colère ne développe son éloquence. Il y a des tempéraments qui ne peuvent pas supporter de réfléchir ou méditer avant de parler. « S'il n'avance pas gaiement et librement, il ne fait rien de bon. »

Pour Montaigne, les éloquents pourront plus facilement devenir avocats. Ceux qui s'expriment lentement seront plutôt des prédicateurs ou des conférenciers. Ils prendront le temps de préparer leurs discours. Les écrivains ou les savants peuvent polir leur parole, alors que l'avocat a besoin d'un parler rapide. Il doit être capable d'opposer des réponses aux demandes imprévues de la partie adverse. Montaigne clôt le débat entre les bénéfices comparés du parler prompt ou tardif en marquant tout de même sa préférence pour le sens de l'improvisation, surtout dans les livres. Il n'aime pas les ouvrages qui puent l'huile de lampe, d'avoir été trop travaillés pendant trop de nuits sans sommeil. Le souci de bien faire épuise, brise et gêne autant l'auteur que le lecteur, pense-t-il. Un parent idéal est sans doute comme un avocat, capable de repartie et d'adaptation, plus qu'un expert qui a trop besoin de se préparer.

« Je me reconnais, dit Marie, à la fois dans le parler prompt et dans le parler lent, selon les circonstances. Mon débit dépend aussi de mon humeur. Quand je suis heureuse, je suis intarissable, alors que je me tais lorsque la vie me paraît plus douloureuse. J'apprécie que Montaigne m'autorise les deux comportements, sans faire ni de l'un ni de l'autre un indice de maladie. »

L'enseignement par les voyages, l'activité physique et l'éducation à la santé

Montaigne a lui-même beaucoup voyagé, de Bordeaux à Paris, puis jusqu'en Italie. Le voyage initie, fait mûrir ; il peut même, en donnant accès à de nouveaux remèdes, guérir des maux que les médecins locaux ne savent traiter. La culture et le peuple italiens ont apporté au philosophe plus de santé que les eaux thermales censées faire passer ses coliques néphrétiques. Pour les enfants et leur éducation, Montaigne prescrit aussi le voyage, bénéfique parce qu'il les confronte à des individus jusque-là inconnus. La visite des pays étrangers permet aux plus jeunes d'en rapporter « les caractères et les manières des autres nations pour frotter et limer leur cervelle contre celle d'autrui ». L'immersion dans un nouveau bain linguistique et l'apprentissage de langues étrangères lors de tels périples sont indispensables au développement de l'esprit. Une bonne éducation impose même, dit-il, que l'enseignant commence à promener son élève dès sa prime enfance à travers les pays dont la langue est la plus éloignée possible de la sienne.

En plus de l'esprit, le corps doit également être entraîné par une éducation complète. « Ce n'est pas assez de lui raidir [fortifier] l'âme, il faut aussi lui fortifier les muscles. » L'éducation à la santé doit apparaître le plus tôt possible parmi les thèmes prioritaires : « On nous apprend à vivre quand la vie est passée. Cent étudiants ont attrapé la vérole avant d'être arrivés à la leçon que leur fait Aristote sur la tempérance. » Entre le travail du corps et de l'esprit, Montaigne choisit donc le corps, quitte à laisser de côté pour un temps les entraînements moraux ou spirituels. Le pire danger pour la santé est l'inaction physique et la sédentarité, plus que l'absence de réflexion sur soi : « Il ne faut pas traiter séparément [l'âme et le corps. Il faut] les conduire de manière égale, comme un couple de chevaux [sur un même attelage]. » Si l'on a à choisir entre l'entraînement du corps et de l'esprit, mieux vaut consacrer plus de temps et d'attention au corps qu'à l'esprit. Les exercices du corps font du bien à l'esprit, mais l'inverse n'est pas vrai. Les jeux, les exercices physiques, la course, la lutte, la musique, la danse, le maniement des chevaux font autant de bien que l'étude... L'art de bien vivre, le plus important de tous, c'est par les actions et non par les études qu'on l'acquiert (*De l'institution des enfants*). Des conseils de Montaigne toujours aussi pertinents, comme tant des siens.

Après l'exploration des conseils d'éducation nichés dans les *Essais*, Marie semble davantage convaincue par la méthode Montaigne. Elle apprécie les principes modérés du philosophe, qui invitent à se mettre à la place des enfants pour comprendre leurs attitudes parfois déroutantes. Elle se reconnaît également dans l'éducation bienveillante et douce qu'il prône.

Ses enfants à elle étant déjà grands, il est temps pour nous de nous intéresser à l'adolescence, et de passer en revue quelques idées éclairantes que le philosophe partage sur cette période mouvementée, tant pour les jeunes gens que pour leurs parents.

3

Montaigne et l'adolescence

Marie me demande une nouvelle fois quand nous avancerons vers la cause, encore secrète et inconnue pour elle, de ses angoisses et coups de blues, de ces nuages et vagues d'émotion qui l'empêchent de penser pendant des heures. Dévorant désormais les livres écrits par et consacrés à Montaigne, elle pense discerner un lien, qu'elle ne sait préciser, entre ses peurs et l'accident de cheval qu'a connu le philosophe : « Je rumine ce que je perçois comme un moment de peur et l'impression d'avoir été abandonnée, me dit-elle ce jour-là. Je ne trouve pas ce qui m'a blessée, mais je sens bien la cicatrice. »

J'en appelle à sa patience, et l'invite à prendre son temps pour ne pas se confronter trop directement ou brutalement à la révélation d'un événement encore douloureux. Le passé remontera à son rythme, presque par surprise, lui dis-je. D'ici là, nous sommes convenus d'avancer progressivement dans les conseils de Montaigne, en passant de l'enfance à ses pensées sur la santé des adolescents.

« J'ai plus de facilité en tant que mère, me confie Marie. En apparence du moins, maintenant que mes enfants sont entrés dans l'adolescence. Mais ce qui me bouleverse encore, ce sont leurs colères, leurs oppositions, justifiées ou pas, les griefs qu'ils nourrissent contre moi sans toujours me les dire. Je ne les comprends et ne les accepte pas. Ils rallument une flamme de culpabilité qui n'est jamais complètement éteinte. »

Je décide alors d'identifier dans les *Essais* les passages qui se rapportent à la colère, ainsi qu'à d'autres tendances propres à l'adolescence, comme l'esprit de contradiction ou l'intérêt pour les conduites dangereuses. Si Montaigne ne consacre pas directement de chapitre aux jeunes gens, il évoque à foison différents traits de caractère qui se développent à cette période de la vie et peuvent laisser les parents démunis.

La colère guérie par les Essais

Montaigne a consacré un essai aux causes et traitements de la colère, dont il se peut que certains spécialistes actuels de la santé se soient inspirés[1]. La colère est en effet reconnue aujourd'hui comme une véritable maladie du corps et de l'esprit, qui augmente le risque d'anxiété et de dépression. Les adultes colériques ont une plus grande probabilité d'être atteints de maladies cardiovasculaires comme un infarctus ou une hypertension artérielle. Pour Hippocrate, cité par Montaigne, les maladies les plus dangereuses sont les accès de colère qui défigurent le visage et donnent une voix tranchante et éclatante[2]. Et la colère des parents

1. Rebecca A. Grossman et Jill Ehrenreich-May, « Using the Unified Protocol for Transdiagnostic Treatment of Emotional Disorders With Youth Exhibiting Anger and Irritability », *Cognitive and Behavioral Practice*, vol. 27, mai 2020, p. 184-201.

2. *De la colère.*

est d'autant plus grave qu'elle s'abat sur leurs enfants. « Aucun homme, écrit Montaigne, n'hésiterait à punir de mort le juge qui, par colère, aurait condamné son inculpé. Pourquoi est-il permis alors aux pères et aux maîtres d'école de châtier les enfants sous le coup de la colère ? Ce n'est plus une correction, c'est une vengeance[1]. » Ceux qui tiennent ce défaut comme un remède nécessaire au mauvais comportement des adolescents se trompent aussi, si l'on suit le philosophe. Le châtiment ne peut jamais tenir lieu de médication. Qui supporterait qu'un médecin soit irrité et courroucé contre son patient, et qu'il le corrige avec colère ?

Les classifications médicales modernes font la différence entre une crise de colère passagère, considérée comme banale, et un état de colère permanent, encore appelé irritabilité. Les adolescentes ou les adolescents irritables sont handicapés par un seuil de déclenchement de la colère plus bas que la moyenne. Ils démarrent au quart de tour et répondent aux événements, même banals, avec des réactions de frustration bruyantes. Face à un échec ou une épreuve, ils ont plus souvent tendance à accuser les autres d'être la cause de leurs soucis. Celles et ceux qui ont subi des sévices physiques, des violences psychologiques ou des abus sexuels expriment souvent leur mécontentement par de la colère[2].

Ces accès sont considérés par la psychologie actuelle comme la trace d'une émotion oubliée, qu'il faut apprendre à repérer, et pour laquelle il convient de trouver des stratégies de prévention et, si possible,

1. *Ibid.*
2. Rebecca A. Grossman et Jill Ehrenreich-May, art. cit.

des traitements. Les dernières recherches décrivent un cercle vicieux entre la tristesse, la peur et la colère. Plus les adolescents sont anxieux ou moroses, plus ils s'emportent. En retour, ces crises aggravent leur tristesse et leur peur. L'un des déterminants de la colère est, chez eux, une erreur dans la compréhension de leur environnement. L'adolescent triste et colérique croit déceler autour de lui des indices d'hostilité, auxquels il répond par encore plus de colère. « Il n'y a pas, écrit Montaigne, de passion qui ébranle autant la pureté [et la justesse] du jugement que la colère[1]. »

Une étude autrichienne conduite à l'université de Graz a identifié une cause étonnante de la colère chez l'adolescent[2]. Elle est plus intense et plus grave chez celles et ceux qui ne supportent pas qu'on rie en leur présence. Ils prennent tout rire, tout sourire comme une menace ou une moquerie. Un état décrit comme de la « gélotophobie », du grec *gelos*, le rire, et *phobia*, la peur.

Quelques programmes spécifiques de psychothérapie sont proposés aux plus colériques des adolescents. Ils peuvent, en quelques semaines, seuls ou en famille, s'entraîner à :

— diminuer leur tendance à l'*auto-culpabilité*. Ils font d'autant plus d'accès de colère qu'ils se font aussi des reproches ;

1. *De la colère*.

2. Ilona Papousek, Günter Schulter, Christian Rominger, Andreas Fink et Elisabeth M. Weiss, « The fear of other persons' laughter : Poor neuronal protection against social signals of anger and aggression », *Psychiatry Research*, n° 235, 30 janvier 2016, p. 61-68.

— *assouplir* leur esprit et leur raisonnement, et accepter de changer d'opinion quand ils s'aperçoivent qu'ils se trompent ;

— ne pas *interpréter* comme une menace tout événement imprévu.

Montaigne aurait pu ajouter à cette liste, pour encourager les adolescents colériques : « J'aime les natures tempérées et modérées. L'immodération [même dans le bien] ne me choque pas [mais] me trouble profondément[1]. »

Les psychologues et psychiatres de l'université de Miami ont élaboré un véritable traitement de la colère à l'intention des adolescents et de leurs familles[2]. Leur programme se déroule en quinze séances. Pendant les dix premières, les parents et les adolescents sont « traités » séparément. Les uns et les autres apprennent à moins réagir à ce qui les met hors d'eux. Les cinq compétences sociales développées à la fin du programme sont contenues dans l'acronyme CLUES :

— **C** pour « Considère ce que je ressens » (message envoyé autant aux parents qu'aux adolescents) ;

— **L** (de l'anglais *look*) pour « Regarde mes pensées » ;

— **U** pour « Utilise la façon de penser d'un détective afin de comprendre ce que je ressens » ;

— **E** pour « Expérimente mes émotions » ;

— **S** pour « Stabilise-toi grâce à ta nouvelle connaissance de la famille dans un état plus heureux et de meilleure santé. »

1. *De la modération.*
2. Rebecca A. Grossman et Jill Ehrenreich-May, art. cit.

Ces cinq lettres résument un programme d'amélioration de la communication que peuvent appliquer les parents et adolescents à la recherche d'un mode de relation moins violent.

Le protocole anti-colère de Montaigne

Dans l'essai *De la colère*, Montaigne propose son propre protocole, qui n'a rien à envier aux compétences « CLUES » des chercheurs de Miami. Pour apaiser les accès de fâcherie de leurs adolescents, les parents doivent s'astreindre d'abord à contrôler leur propre colère, dit-il. Le plus souvent, l'irritabilité des enfants est une réaction à la violence qu'ils voient chez leurs parents, subissent ou croient subir. Le philosophe, très en avance sur son temps dans sa défense des plus jeunes face à l'autorité des aînés, met en garde contre les colères et même les violences infligées aux adolescents sous prétexte de les faire progresser. « Combien de fois ai-je eu envie, en passant dans la rue, de faire une comédie pour venger des garçonnets que j'ai vus écorchés, assommés et meurtris par quelque père ou quelque mère, furieux et fous de colère. »

Les parents qui se plaignent le plus des colères de leurs adolescents sont les mêmes à être « emportés la tête la première » dans des accès de violence verbale ou physique qu'ils ne contrôlent pas. Ils ne s'en rendent pas compte, et s'étonnent de les retrouver en miroir chez leur progéniture. Je fais souvent moi-même l'observation, en consultation, du passage transgénérationnel de ce trait de caractère. Repérer le cycle de colère aide souvent à le calmer. Il suffit que les parents retiennent une partie de leurs mouvements d'humeur, les rendent moins imprévisibles, moins injustifiés, moins exubérants, pour que les adolescents tempèrent aussi leur caractère. Bien sûr, on n'obtient pas cet apaisement en retour dans tous les cas, mais la famille peut, quand un de ses membres se calme, s'engager dans un nouveau mode de communication. Écoutant ces remarques, Marie m'invite à aller plus loin dans l'utilisation de la pensée de Montaigne pour plus de tranquillité :

« Vous devriez prescrire une lecture familiale et à haute voix des meilleurs extraits de l'essai *De la colère* ! Une telle lecture ferait du bien à toutes les familles. Elle me serait parfois précieuse aussi. »

Expérimenter la colère non-violente

Même en se raisonnant ou en se maîtrisant, il serait illusoire d'espérer gommer toutes ses colères. Montaigne explique comment composer avec ses faiblesses tout en réduisant les dommages qu'on inflige aux autres par sa conduite. Il prescrit de se limiter à un minimum de fâcherie, à ce que l'on tient pour des colères indispensables, complètement justifiées. Pour ces crises impossibles à empêcher, l'essai *De la colère* présente trois manières de les rendre moins dangereuses ou toxiques :

— la première est d'*économiser sa voix*, de garder la réaction de colère comme un temps exceptionnel et de ne pas se répandre en invectives à tort et à travers. On finit par ne plus écouter celles et ceux qui sont tout le temps irrités. La criaillerie ou colère permanente devient, selon lui, une habitude qui fait que chacun la méprise ;

— le deuxième conseil est de ne pas faire des *colères en l'air* ou en général, et de bien regarder en face celle ou celui contre qui on s'emporte ;

— un dernier conseil est de faire de ses colères, même si elles sont vives et justifiées, des moments *brefs* et *non publics*. À tout prendre, il est moins désagréable de subir une remontrance en tête à tête que d'être corrigé ou humilié publiquement. Donc, tant qu'à se fâcher, autant se fâcher pour peu de temps, pour un motif précis et dans l'intimité.

L'idéal reste, pour Montaigne, de ne pas se fâcher du tout, ou tout au moins de mesurer l'inutilité de sa fâcherie.

Celui qui s'emporte a tort quoi qu'il dise

Ni les adolescents ni les adultes ne sont très malins quand ils élèvent la voix. Aussitôt que les uns ou les autres perdent le contrôle d'eux-mêmes, ils font dérailler leurs émotions et leur raisonnement. Dès que l'on est en colère, on ne réfléchit plus, on analyse mal les situations et on ne sait comment décoder les émotions de l'autre et les siennes. La personne colérique trouve, à cause de fausses interprétations, des raisons de rester fâchée. Les philosophes savent mieux que quiconque à quel point intelligence et impulsion ne font pas bon ménage. Une histoire de Platon relatée par Montaigne raconte comment le penseur grec se défia de lui-même un jour où il s'était mis en colère contre un de ses esclaves. Il chargea un disciple de châtier celui qui l'avait énervé, en expliquant qu'il était trop furieux pour le punir lui-même[1]. Montaigne cite aussi la réplique d'un Spartiate qui, conscient que la colère est en train de troubler son jugement, dit à un de ses ennemis : « Si je n'étais pas en colère, je te ferais mourir sur l'heure[2]. »

Montaigne fait partager sa certitude : il n'existe pas de colère complètement saine, pas de colère intelligente et encore moins de colère qui fasse progresser ou qui éduque un adolescent. Cette observation a une application pratique : il est inutile et même dangereux de discuter ou d'argumenter avec une femme ou un homme en colère. Une telle personne n'entendra aucun argument sensé dans cet état qui paralyse sa réflexion. Ce n'est qu'une fois calmée qu'elle sera de nouveau accessible au dialogue et à l'intelligence.

Exercer son lâcher-prise face aux colères de l'adolescence

Les baïnes, courants circulaires du littoral atlantique, ressemblent aux oppositions adolescentes. Plus on leur résiste, plus on lutte ou s'oppose, plus on s'expose au risque de se noyer. Les spécialistes des dangers marins informent les baigneurs en leur disant : « Si vous êtes en difficulté, ne luttez pas contre le courant et contre les vagues pour ne pas vous épuiser. Ce conseil vaut même si le rivage paraît proche. »

1. *De la colère.*
2. *Ibid.*

Il existe donc des forces naturelles que l'on rend plus dangereuses en essayant de les maîtriser. Mieux vaut nager dans le sens du courant ou se laisser dériver sans trop s'agiter pour s'en sortir. Une recommandation valable pour bien d'autres situations tout aussi difficiles que la nage en Atlantique.

Marie me confirme qu'elle a déjà affronté des baïnes. Elle s'en est toujours sortie par souplesse et lâcher-prise, sans jamais perdre sa passion pour la nage « en haute mer », comme elle l'appelle. À force de pratique, elle dit savoir de mieux en mieux utiliser les vagues et les courants. Je me demande pourquoi, en même temps que son visage sourit à l'évocation de cette pratique, ses mains se mettent à trembler.

La recommandation de Montaigne face aux oppositions adolescentes ressemble aux conseils prodigués pour sortir d'un tourbillon marin. Adepte du lâcher-prise avant l'heure, le philosophe prescrit aux parents plus de retenue que d'activisme, et leur enseigne les bienfaits du renoncement à la lutte dans l'essai *Que notre désir s'accroît par la malaisance*. La plupart des désagréments que nous subissons sont des réactions à nos excès d'action, bien des difficultés de communication avec les adolescents sont des réponses à trop d'attention, de curiosité ou de vigilance de la part des parents. Un peu de retenue, de « retour sur soi », pour le dire dans les mots d'aujourd'hui, fait du bien à toute la famille, professe-t-il.

Montaigne justifie le lâcher-prise en prenant pour exemple la manière dont on protège, à son époque, une maison des intrusions. Les serrures attirent les voleurs, pense-t-il : « Le cambrioleur passe devant les maisons ouvertes sans y entrer. » La situation a sans doute un peu changé aujourd'hui… « La facilité à y entrer sert, entre autres moyens, à garantir ma maison de la violence de nos guerres civiles. » De l'inutilité des protections exagérées, en somme ! Montaigne déduit de son observation qu'il vaut mieux inciter au retrait et à la confiance, face aux adolescents et dans la vie en général : « La défense attire l'entreprise [contre elle]. La défiance attire le coup. »

Cette inaction aux effets bienfaisants n'est pas une aptitude naturelle. Un entraîneur sportif hollandais l'a, de nos jours, développée dans son club[1]. Il vient de décrire une technique de détachement qui augmente les performances de ses athlètes, distinguant trois formes de lâcher-prise à cultiver chaque jour :

— le *lâcher-prise temporel*, en consacrant moins de temps à faire des efforts et à se contraindre ;

— le *lâcher-prise intellectuel*, en pensant moins souvent à ce qui trouble ou inquiète ;

— le *lâcher-prise émotionnel*, en investissant de manière moins passionnelle les situations tendues.

Les adolescents qu'il a entraînés ont rempli trois colonnes pour mesurer leur progrès dans chacun des types de lâcher-prise. Et les bénéfices se sont fait sentir en l'espace d'une semaine.

1. Yannick A. Balk, Jan de Jonge, Wido G. M. Oerlemans et Sabine A. E. Geurts, « Testing the triple-match principle among Dutch elite athletes : A day-level study on sport demands, detachment and recovery », *Psychology of Sport and Exercise*, n° 33, novembre 2017, p. 7-17.

Adolescence et besoin de cohérence

En plus de retenue et de lâcher-prise, les adolescents ont besoin d'un bain d'authenticité[1]. Ils sont mieux préparés à devenir des adultes heureux quand ils ressentent autour d'eux de la cohérence. Cette même cohérence leur donne la force de résister aux épreuves normales de la vie, autant qu'aux accidents imprévus. Une étude récente conduite en Israël[2] a montré que les jeunes adultes affrontent mieux les menaces terroristes que subit leur pays quand ils sont habités par la certitude de la cohérence de leur existence[3]. Un sentiment qui est, avec l'optimisme, l'une des bases de la résilience, mesuré par des « chercheurs en cohérence » à l'aide de ces questions :

— « Savez-vous pourquoi vous vivez ici et maintenant, pourquoi vous travaillez, pourquoi vous faites des efforts ? » ;

---

1. Anna Sutton, « Living the good life : A meta-analysis of authenticity, well-being and engagement », *Personality and Individual Differences*, n° 153, 15 janvier 2020.

2. Shaul Kimhi, Yohanan Eshel et George A. Bonanno, « Resilience protective and risk factors as prospective predictors of depression and anxiety symptoms following intensive terror attacks in Israel », *Personality and Individual Differences*, n° 159, mars 2020.

3. Natalia van Doren, Chelsea N. Dickens, Lizbeth Benson, Timothy R. Brick, Lisa Gatzke-Kopp et Zita Oravecz, « Capturing emotion coherence in daily life : Using ambulatory physiology measures and ecological momentary assessments to examine within-person associations and individual differences », *Biological Psychology*, n° 162, mai 2021.

— « Connaissez-vous des jeunes de votre âge et des aînés auxquels vous pouvez vous confier sans mettre en doute leur bienveillance et leur discrétion ? »

Quand les adolescents cherchent et trouvent des réponses à ces deux interrogations mesurant leur degré de cohérence, ils se sentent en meilleure santé de corps et d'esprit.

Montaigne prescrivait déjà la cohérence comme condition de la vie bonne, heureuse et réussie. Son absence le choque particulièrement chez celles et ceux qui affichent, notamment face aux adolescents, de grands principes sans les mettre en action. « Je hais les hommes [et les femmes] lâches dans l'action et philosophes en paroles seulement[1]. » Chercher parmi ses proches ou parmi les personnages publics ceux qui n'agissent jamais suivant ce qu'ils prêchent est une activité un peu cruelle, mais diablement stimulante. Les plus jeunes en raffolent, et ont tôt fait de dénoncer ce qui leur semble incohérent. En citant Sénèque, Montaigne dit qu'il ne faut pas seulement attacher du savoir à son âme, mais imprégner ou teindre cette dernière de manière cohérente avec le savoir : « [Toute connaissance] est un glaive [ou une arme] dangereuse qui embarrasse et blesse son maître si elle est dans une main faible qui n'en connaît pas l'usage[2]. »

L'auteur des *Essais*, puisant dans son dialecte périgourdin, qualifie aussi les femmes et hommes

1. *Du pédantisme.*
2. *Ibid.*

incohérents de « lettreférits », parce qu'ils ont été frappés par des lettres ou des faux principes. « Le paysan et le cordonnier, vous les voyez [...] parlant de ce qu'ils connaissent. » Les femmes et hommes incohérents ont un savoir qui « nage à la superficie de leur cervelle [...]. Il s'échappe d'eux de belles paroles à condition qu'un autre les applique [et les mette en pratique][1] ».

Une étonnante étude sur les émotions conduite par Natalia Van Doren en Pennsylvanie, aux États-Unis, vient de confirmer l'importance de la cohérence physique pour la santé[2]. Elle a montré que les femmes et les hommes qui, à l'adolescence ou plus tard, ressentent le plus de bien-être sont celles et ceux dont le corps est en cohérence avec l'esprit. Quand ils éprouvent une émotion forte, ils transpirent et leur pouls s'accélère. Par exemple, leur cœur bat plus vite quand ils s'énervent, s'excitent, ont peur ou se mettent en colère. Les émotions plus tranquilles, comme le sentiment de contentement ou d'accomplissement, ne stimulent pas autant leur cœur et les font moins transpirer. Cette cohérence entre corps et esprit ne se retrouve pas chez les plus stressés, dont le cœur bat vite en permanence et qui transpirent tout le temps.

Pour augmenter le degré de cohérence, l'équipe de Natalia Van Doren propose de conduire les adolescents

1. *Ibid.*

2. Casey L. Brown, Natalia Van Doren, Brett Q. Ford, Iris B. Mauss, Jocelyn W. Sze et Robert W. Levenson, « Coherence between subjective experience and physiology in emotion : Individual differences and implications for well-being », *Emotion*, n° 20 (5), mars 2019, p. 818-829.

à avancer dans cinq domaines résumés par l'acronyme PERMA :

— **P** pour positif : les émotions positives ressenties dans une journée. On s'entraîne à les repérer et on les note pour mieux s'en souvenir ;

— **E** pour engagement : les causes et les valeurs pour lesquelles on s'engage. On en choisit une qui nous est essentielle, privée ou publique, et on y consacre du temps ;

— **R** pour relations : le nombre et la profondeur des vraies relations amicales, amoureuses ou familiales, qui renforcent le ressenti de cohérence ;

— **M** pour *meaning of life* : les actions et croyances qui donnent du sens (*meaning*) à la vie et musclent le sentiment de cohérence des adolescents comme des adultes ;

— **A** pour accomplissement : les réussites dont on se souvient de manière active et qui nourrissent l'idée que notre vie est pleine ou accomplie.

L'ayant évoqué devant elle, je vois Marie se soumettre à l'exercice du PERMA. Elle mesure en silence ce qui, dans ces cinq domaines, conforte son impression de cohérence et de « bonne vie », tant pour elle que pour ses enfants. Je respecte son silence et ne lui demande pas de partager avec moi ses engagements, ses relations, ce qui donne du sens à sa vie ni ses meilleurs accomplissements.

Pour les faire profiter au mieux des effets de la méthode PERMA, il n'est pas inutile d'inviter les adolescents à noter leurs actions ou leurs progrès. Montaigne trouvait déjà des bienfaits à l'idée de tenir un carnet ou un registre d'émotions et de comportements porteurs de santé. Il écrit dans *Du démentir* :

« Afin de discipliner mon imagination [...] et de la préserver de se perdre et de vagabonder au vent, il n'y a rien comme de [...] noter sur un registre tant de menues pensées qui se présentent à elle. » Le fait d'écrire les pensées en change le contenu : « Je prête attention [différemment] à mes rêveries parce que j'ai à les enregistrer. » Les adeptes de Montaigne ou de la méthode PERMA pourraient noter sur ce carnet leurs principales sources de cohérence parmi :

— les proches (amis, famille, amoureux) ;
— les engagements, politiques ou autres ;
— la spiritualité ou les croyances ;
— les projets pour la vie personnelle ou professionnelle.

Montaigne incite à cultiver dans sa vie une grande amitié

Aucune étude récente sur la santé ne néglige le poids des relations sociales. Nos idées, nos comportements, nos expressions sont modelés par ceux de nos proches, des membres de notre famille et de nos amis. Montaigne a fait l'expérience de la puissance de l'amitié et l'a assumée comme une saine dépendance volontaire, son influence majeure. Tout a changé pour lui après sa rencontre avec Étienne de La Boétie, l'ami idéal.

Montaigne tombe sur lui par hasard, en 1557, à l'occasion d'une fête. De deux ans son aîné, La Boétie partage ses engouements littéraires. Bientôt, ils relisent et traduisent ensemble les philosophes grecs et latins. Comme Montaigne, La Boétie s'est constitué une librairie personnelle et a écrit des textes qui marquent son époque. Leurs fonctions politiques sont proches : tous deux ont siégé en qualité de conseillers au parlement de Bordeaux. Cette découverte d'un double parfait n'en finit pas de bouleverser le philosophe. Il lui consacre entre autres un essai intitulé *De l'amitié*. En compagnon attentionné et protecteur, il admire et pousse la parution du *Discours de la servitude volontaire*, le texte le plus célèbre d'Étienne de La Boétie. La mort de ce meilleur ami des suites de la peste (ou d'une autre maladie infectieuse) laisse Montaigne pétrifié. Son amitié lui aura fait éprouver en trois ou quatre ans les plus fortes émotions de sa vie : l'émerveillement de la découverte d'un autre si proche, la passion de l'échange intellectuel, l'admiration, puis le deuil. « Il n'est action ou pensée où il ne me manque, comme lui aussi aurait trouvé que je lui manquais [...]. J'étais déjà si formé et habitué à être deuxième partout qu'il me semble n'exister plus qu'à demi. »

C'est précisément à l'adolescence que se développe la vie sociale, et que commencent à se forger des amitiés susceptibles de durer toujours. Il n'est pas possible de connaître les secrets de la vie amicale des adolescents, même quand ils partagent le même toit que nous. Et c'est bien ainsi. Celles et ceux qui, parmi les parents, ont essayé d'en savoir trop dans ce domaine ont vite dû renoncer ou reconnaître leur excès de curiosité.

Il n'en est pas moins important de mesurer, en suivant Montaigne, comment les grandes amitiés font du bien, et à quel point les camaraderies entretenues uniquement en ligne sont au mieux inutiles, et au pire toxiques. L'essai *De l'amitié* est l'antidote parfait à l'obsession actuelle pour la popularité 2.0 ou le statut d'influenceuse ou d'influenceur. Un témoignage personnel émouvant, une phrase provocatrice… aussitôt les réseaux sociaux s'éveillent, d'autres personnes suivent la tendance, de nouveaux amis s'abonnent, marquent de l'admiration. Ces amis virtuels, quand ils sont nombreux, flattent l'ego et génèrent du narcissisme. Certains de mes collègues sourient avec fierté devant les milliers de réactions qui accompagnent la moindre de leur position sur un sujet médical ou scientifique. Je confesse d'ailleurs à Marie que je ne suis moi-même pas protégé du narcissisme qu'inspire le monde numérique, ayant ouvert des comptes sur les différents réseaux sociaux. Pour autant je sais que, s'ils ont beaucoup de spectateurs, ils laissent passer peu d'authentique lumière.

Si Montaigne avait eu un profil apprécié en ligne, il aurait quand même préféré les temps partagés avec Étienne de La Boétie. Leur relation reste un modèle d'amitié protectrice, exigeante, à la limite de la passion. Le philosophe la raconte avec l'envie de transmettre ce que lui apporte La Boétie, et enjoint chaque lecteur de trouver et cultiver une aussi forte amitié : « Ce que nous appelons ordinairement amis et amitié, ce ne sont que des relations familières nouées par quelque circonstance ou quelque utilité, par le moyen de laquelle nos âmes se tiennent unies. Dans l'amitié dont je parle [et à laquelle je tiens], elles [les âmes] s'unissent et se fondent l'une en l'autre dans une union si totale qu'elles effacent la couture qui les a jointes et ne la retrouvent plus. »

Seule l'amitié intense crée, en particulier à l'adolescence, un authentique sentiment de sécurité qui nourrit le bien-être intellectuel et physique. Pour aller plus loin dans sa définition, Montaigne écrit la phrase la plus célèbre de tous ses *Essais* : « Si on me demande avec insistance de dire pourquoi j'aimais Étienne de La Boétie, je sens que cela ne peut s'exprimer qu'en répondant : “Parce que c'était lui, parce que c'était moi.” » Comme en amour et dans toute relation dont le magnétisme dépasse les individus concernés, il y a un peu de magie, une force inexplicable, une prédestination avant même le premier contact : « Nous nous cherchions avant de nous être vus [...]. Je crois que le ciel l'avait arrangé ainsi. »

À la différence des relations en ligne dans lesquelles chacun présente son meilleur profil en gardant parfois l'anonymat ou en retouchant ses photos pour masquer ce qu'il pense être des défauts, l'amitié vraie ne connaît pas de limites dans la transparence et la confiance : « Nos âmes ont marché si uniment ensemble, elles se sont considérées avec une si ardente affection [...] que non seulement je connaissais la sienne comme la mienne, mais que je me serais certainement plus volontiers fié à lui qu'à moi à mon sujet. » La seule limite qu'impose Montaigne en amitié est de ne pas accabler ses plus proches avec ses propres malheurs : « Nous avons, dit-il, le droit de nous appuyer sur les autres, mais pas de nous coucher lourdement sur eux et de nous renforcer par leur ruine. [Nous ne devons pas ressembler à l'homme] qui faisait égorger des petits enfants afin de se servir de leur sang pour guérir sa maladie[1]. »

Ce lien n'a rien à voir avec les relations sans lendemain nouées par les adolescents sur les réseaux

1. *De la vanité.*

sociaux. Ces amitiés « légères » existaient déjà au temps de Montaigne, et elles ne lui plaisaient pas beaucoup. Dans les échanges sociaux ou conventionnels, il préconisait de marcher avec prudence et précaution. « Aimez [cet ami] dans la pensée que vous pouvez avoir quelque jour à le haïr. Haïssez-le dans la pensée que vous pourrez l'aimer. Ce précepte, qui est si abominable dans cette amitié supérieure et souveraine, est salubre [ou prudent] dans la pratique des amitiés ordinaires et habituelles. »

Il est possible, en observant un vrai ami, non seulement de remarquer ses qualités, mais de les amplifier : « Ce que je vois de beau chez les autres, je le loue et l'estime très volontiers. Et même j'enchéris sur ce que j'en pense [...]. Je porte volontiers témoignage en ce qui concerne mes amis de ce que je trouve chez eux de louable[1]. » S'ils ont une qualité qui « mesure un pied [ou un mètre] », Montaigne s'autorise à la décrire en plus grand comme une qualité d'« un pied [ou d'un mètre] et demi ». Mais, dit Montaigne, « je ne vais quand même pas jusqu'à leur prêter des qualités qu'ils n'ont pas ni prendre leur défense à propos des imperfections qu'ils ont ».

Une étude médicale venue de Corée va dans le sens de la défense d'une grande amitié à la Montaigne et La Boétie[2]. Elle démontre que les adolescents les plus connectés, ceux qui ont le plus de relations en ligne

---

1. *De la présomption.*

2. Tai Hui Sun, Seung Il Song, Kukju Kweon, Hyun Seung Chee et Kwang-Yeon Choi, « Association between suicidal attempt and Internet addiction in Korean psychiatric patients : A case-control study », *Anxiety and Mood*, n° 17, 2021, p. 78-83.

et le moins de relations dans la vraie vie, sont les plus exposés à la dépression, aux addictions ou même aux tentatives de suicide. Les témoignages de jeunes Coréens, qui ressemblent aux Européens dans leur passion pour le virtuel, confirment que l'on peut basculer brutalement du statut de vedette de la toile à celui de paria, pour peu que de prétendus amis se détournent, bloquent un profil, bannissent une ancienne relation ou réussissent même à faire fermer le compte qui leur déplaît. Quelques adolescents décrivent un effondrement personnel, une dégringolade sociale qu'ils ont subie pour un message maladroit ou quelques commentaires considérés par leurs « relations légères » comme trop conformistes ou trop provocateurs. Une fois exclus de ce qui était leur seul système de communication, ils ont le loisir de mesurer à quel point leurs abonnés, qu'ils tenaient pour des amis, étaient en fait peu fiables.

Même les adolescents qui ne subissent pas d'agression, d'abandon ou de harcèlement sur le Net s'aperçoivent que la communication en ligne ne les nourrit pas complètement. Elle ne leur procure pas autant de confiance que pourraient en offrir de vraies relations amicales avec des contacts physiques, des rencontres, des rapprochements et parfois des conflits. Les connexions virtuelles ne finissent par leur faire du bien que si elles sont suivies d'une communication authentique dans la vraie vie, et donc d'une rencontre en face à face. Quand ils comparent vie réelle et relations sur les réseaux sociaux, les adolescents donnent toujours la préférence aux véritables amis.

Les chercheurs coréens sur les amis en ligne démontrent encore que les amitiés trop superficielles altèrent la santé. Une des conditions de la bonne humeur chez un adolescent est la présence de personnes sur lesquelles il peut s'appuyer, à qui il peut se confier, qu'il peut appeler dans les moments de crise et rencontrer quand il en a envie ou besoin. Plus les adolescents, en Corée ou ailleurs, passent de temps connectés, sans autre relation que celles nouées sur Internet, plus ils sont vulnérables.

L'amitié a le droit d'être exclusive et jalouse

Montaigne pousse à l'extrême l'exigence en amitié. Il suggère de chercher non pas un cercle de bons amis, mais un *unique ami*. Ce sera celle ou celui que l'on préfère à tous les autres. En réfléchissant à la personne qui mériterait la qualification d'ami(e) unique, on commence à se faire une idée de l'exigence du philosophe. La parfaite amitié, aussi jalouse et possessive qu'un amour, n'est pour lui pas divisible. Mais, ne serait-ce que pour ne pas froisser les autres, on a quand même droit, aujourd'hui, à un peu plus d'un ou d'une seul(e) vrai(e) ami(e).

Montaigne a de bonnes raisons de faire de sa passion amicale un lien exclusif. Chacun se donne si entièrement à son ami qu'il ne lui reste rien à distribuer ailleurs… Les amitiés ordinaires, on peut les partager. « On peut aimer chez celui-ci la beauté, dans un autre la générosité. Mais l'amitié qui possède l'âme et la gouverne en toute souveraineté, il est impossible qu'elle soit double […]. Si deux amis vous demandaient en même temps de les secourir, vers lequel courriez-vous ? S'ils exigeaient de vous des services opposés, comment régleriez-vous cela[1] ? » Si l'un confiait à votre silence une chose qu'il serait utile à l'autre de savoir, comment vous en tireriez-vous ?

Faire un « bilan d'amitié » à la Montaigne

Marie s'est reconnue dans la description de la jalousie amicale. Elle cultive plus qu'une seule amitié, mais se sent souvent trop peu entendue ou « calculée », pour le dire en langage adolescent, par les amis auxquels elle tient le plus. Elle est soulagée de ne pas être la seule à éprouver cette peur de ne pas assez compter, qu'elle trouve inavouable :

« Je suis, dit-elle, aussi exigeante avec mes amis qu'avec ma famille ou mon mari. Je donne beaucoup, et j'attends autant en retour. Je peux être tyrannique, envahissante, trop curieuse, sans m'apercevoir que j'exagère. Les exemples de Montaigne sur les vrais amis me donnent envie de faire établir à mon fils et ma fille un bilan d'amitié. Je vais leur demander qui compte vraiment pour eux, et leur proposerai de mesurer, sur une journée ou une semaine, le temps qu'ils passent en moyenne avec :

— des relations légères, notamment en ligne, sans grandes émotions partagées ;

— des amis sympathiques, mais auxquels ils ne confient pas l'essentiel ;

— des vrais amis à la hauteur du défi de Montaigne et La Boétie.

1. *De l'amitié.*

« Après leur avoir fait lire *De l'amitié*, je vais les inviter à se plonger dans l'historique de leurs réseaux sociaux et dans le répertoire de leur téléphone. Ils vont sans doute s'apercevoir que les amis auxquels ils tiennent le plus ne sont pas celles et ceux avec lesquels ils échangent le plus de messages et auxquels ils consacrent le plus de temps. Comme ils aiment les tableurs, les statistiques et les algorithmes, ils vont calculer sur une semaine :

— leurs interactions avec des contacts en ligne qu'ils n'ont jamais rencontrés ;

— les échanges avec des relations du même lycée ou partageant les mêmes activités sportives, mais qui ne les intéressent pas vraiment ;

— les échanges avec leurs vrais amis, dont ils peuvent dire : "Parce que c'était lui, parce que c'était moi."

« Montaigne va leur faire mesurer le point auquel les meilleurs amis sont les plus négligés, tant est forte la pression des réseaux sociaux, avec une attente de réponse immédiate sur les applications de messagerie et envers les contacts imposés par le travail ou d'autres obligations. J'espère qu'ils réorienteront un peu de leur temps et de leur attention sur les passions amicales. »

Donner envie de lire à un adolescent

Un jeu auquel beaucoup (trop ?) de parents aiment s'adonner est la comparaison entre les talents des adolescents de leur famille et ceux des autres jeunes gens ou jeunes filles de leur entourage. Souvent, ils commencent par les performances scolaires et le caractère sociable, séducteur et populaire de leurs jeunes. Sont-ils meilleurs ou moins bons que les enfants de… ? Ils passent ensuite au sport, et assez vite à une activité socialement valorisée : la lecture. Quelle mère ou quel père n'est pas fier, au temps où dominent les jeux en ligne et les sites accrocheurs, de découvrir son fils ou sa fille plongé dans un livre ? Rentrer chez soi à l'improviste et surprendre un adolescent en pleine lecture est une forme d'idéal d'éducation réussie. Marie elle-même en rêve. Lorsqu'elle observe ses enfants qui lisent, elle se remémore les connaissances qu'elle a acquises toute seule en neurobiologie, se représente les connexions cérébrales qui se développent, l'intelligence qui augmente et la créativité qui s'enflamme. C'est tout juste si elle ne voit pas affleurer sur leur front quelques molécules de dopamine ou de sérotonine[1]…

Dans l'essai *Des livres*, Montaigne explique comment on peut encourager un adolescent à lire en prenant la défense de la lecture plaisir et de la lecture facile. Lui-même applique cette idée et se prétend incapable de lire des livres rebutants ou compliqués. Il voudrait bien avoir une plus parfaite compréhension des sujets de son temps, mais il n'est pas prêt à fournir l'effort que cela imposerait. Les livres doivent lui faire passer des moments doux et non laborieux, sans lui casser la tête. Face aux difficultés d'une lecture,

1. Wei Zhou, Xiaohui Cui, Baoguo Shi, Mengmeng Su et Miao Cao, « The development of brain functional connectome during text reading », *Developmental Cognitive Neuroscience*, n° 48, avril 2021.

Montaigne permet de ne pas s'acharner : « Si je rencontre des difficultés en lisant, je ne me ronge pas les ongles [à cause du livre]. J'arrête après avoir fait une charge ou deux[, livré un assaut ou deux contre le livre difficile]. Si j'insistais, je m'y perdrais et je perdrais mon temps. Ce que je ne comprends pas de la première charge [du premier coup], je le vois encore moins en m'obstinant. » Il ajoute dans *De la présomption* un mode d'emploi de la lecture agréable : « Je feuillette les livres, je ne les étudie pas. Ce qui m'en reste, c'est une chose que je ne reconnais plus comme étant d'autrui. C'est de cela seulement que mon jugement a fait son profit. L'auteur, le lieu et les mots et d'autres circonstances, je les oublie aussitôt [le livre refermé]. »

Marie est prête à suivre Montaigne dans cette ordonnance de lecture décontractée. Sa recommandation buissonnière sera plus efficace que les listes de classiques indispensables qu'elle tente de faire découvrir à sa famille. Montaigne, lui, ne lit jamais sans gaieté ni improvisation. La continuité et la tension, si elles sont trop fortes, troublent son jugement, l'attristent et le lassent. Sa vue aussi se brouille. Soutenu par Montaigne, adolescent ou adulte, on est libre de ne pas continuer un livre qui ennuie ou paraît inaccessible. Comme lui, les parents qui souhaitent promouvoir la lecture ne doivent plus inciter les adolescents à se fatiguer les organes de la vue et de la compréhension. Chacun peut changer d'ouvrage quand bon lui semble, même si le texte qui est laissé de côté est réputé comme un chef-d'œuvre ou un sommet de littérature. Comme en matière d'éducation ou d'enseignement, on n'obtient rien par la force ou la contrainte, et tout par le plaisir et le divertissement. À l'époque de Montaigne, les œuvres légères et divertissantes étaient celles de Rabelais et le *Décaméron* de Boccace. Sans doute ont-elles un peu changé aujourd'hui. Marie me dit qu'elle n'oserait pas offrir Boccace à ses enfants, tant certains des épisodes choqueraient encore plus qu'au temps de Montaigne !

Pour qu'un livre fasse du bien, il faut aussi que son lecteur s'autorise à donner son avis sur lui, quelle que soit la notoriété de l'auteur. Montaigne se le permet, et encourage les lecteurs qui le suivent à faire de même : « Je donne, dit-il, mon avis librement sur toute chose, même celles qui dépassent peut-être mes capacités et qui ne sont pas dans ma juridiction[, mon domaine de connaissance ou de compétence][1]. »

Autre sacrilège de lecture qui n'en est pas un dans l'esprit du philosophe, et qui fait un bien fou : on a le droit de préférer des textes avec de courts chapitres décousus, qui ne demandent pas une trop longue lecture de suite. Les extraits, les anthologies, les recueils d'aphorismes étaient ainsi les rencontres littéraires préférées de Montaigne. Il serait donc maladroit d'en priver un adolescent s'initiant à la lecture. Combien de parents, adeptes des seules œuvres complètes, ont découragé leurs enfants d'ouvrir des livres qu'ils trouvaient trop touffus pour eux ?

1. *Des livres.*

Une bibliothèque pleine de livres non lus vaut mieux que pas de bibliothèque du tout

La passion d'accumulation de Montaigne le conduit à respecter les piles de livres non lus que montent les adolescents dans leur chambre. Les enfants de Marie stockent pêle-mêle des bandes dessinées, des classiques jamais ouverts, des Unes de journaux consacrées à des événements sportifs marquants et autres textes à la provenance indéterminée. Ils ne construisent pas seulement des nids à poussière ; sans le savoir, ils appliquent la recette des *Essais* : jouis autant de la vue des livres que de leur lecture. « Je jouis de mes livres comme les avares de leurs trésors. [J'ai plaisir à savoir] que j'en jouirai quand il me plaira. Mon âme se rassasie et se contente de ce droit de possession[1]... » Les livres pour Montaigne sont moins envahissants que les personnes. Quand on ne les appelle pas, ils ne viennent pas, et on peut les choisir en fonction de ses envies.

Une fois encore, l'exigence décourage et la facilité motive. Certains adolescents goûtent au plaisir de textes riches tant sur la forme que sur le fond. Il serait absurde de les en détourner. Mais pour la plupart d'entre eux, ce sont les livres aux messages les plus directs qui concurrencent le mieux les tentations des autres médias ou sources de connaissance. S'ils prennent Montaigne comme conseiller de lecture, ils privilégieront les ouvrages dans lesquels les auteurs parlent d'eux-mêmes, confient leurs souvenirs, leurs

1. *De trois commerces.*

sentiments, leurs opinions personnelles : « [Mieux vaut] savoir la conversation que tenait [un général romain] avec ses amis intimes à la veille d'une bataille. » Montaigne préfère cette information brute aux considérations stratégiques ou politiques d'un savant qui n'a rien connu de l'événement[1]. Aujourd'hui encore, les mémoires ou les témoignages s'appuient sur la notoriété et l'expérience de leur auteur pour accrocher la curiosité des plus jeunes. Peu importe que le grand témoin soit une influenceuse en ligne, une sportive de l'extrême ou un anthropologue. Le geste de la lecture compte plus que l'objet qui est lu. Avec le temps et l'habitude de lire, il est probable que les contenus évoluent. Encore faut-il se lancer par plaisir et avec le sourire dans cette étonnante activité.

Montaigne est plus précis dans ses conseils pour accéder à la lecture. L'expérience doit faire du bien au corps et à l'esprit. Dans les *Essais*, il recommande les livres historiques, qui offrent des exemples et permettent de voyager dans le temps. Encore faut-il choisir les meilleurs auteurs. Montaigne préfère les plus simples, celles et ceux qui se tiennent au plus près des événements, ou alors les historiens excellents, capables d'expliquer toute une époque. Les femmes et hommes qui ont participé aux affaires dont ils parlent et qui ont connu le temps qu'ils racontent sont encore plus crédibles et plus accrocheurs que ceux qui l'ont seulement étudié dans d'autres livres ou par des récits indirects.

---

1. *Des livres*.

Comment faire boire un verre de lait à un adolescent en lui parlant de cannibales ?

La question de la lecture rappelle à Marie l'écueil qu'elle rencontre souvent avec ses adolescents : ils ont l'esprit de contradiction. Si elle les laisse faire, ils lisent parfois par eux-mêmes. Mais si elle les y incite trop activement, ils ont tendance à se braquer.

Dans les années 1950, les psychiatres californiens de l'école de Palo Alto recommandaient de changer les croyances et les comportements tant des adultes que des adolescents par *l'injonction paradoxale*. Ils s'appuyaient sur une observation simple : depuis Adam et Ève, chassés du paradis pour avoir croqué le fruit de l'arbre de la connaissance du bien et du mal, nous avons plus envie de faire ce qu'on nous interdit que ce qu'on nous autorise. Il suffit d'interdire une action, une parole ou une rencontre pour la rendre désirable. Les psychiatres de Palo Alto ne mesuraient pas à quel point leur technique de l'injonction paradoxale prolongeait une des plus étonnantes réflexions de Montaigne, sur la bienveillance des cannibales.

Je partage avec Marie une situation décrite par l'école de Palo Alto comme un modèle d'interaction entre un adulte et un jeune homme. L'adolescent refuse de boire du lait. Il déborde d'arguments pour ne pas avaler son verre : la boisson a mauvais goût, le lait, c'est pour les bébés, et il n'en est plus un. Il se croit arrivé à l'âge où il peut décider seul de ce qui est bon ou mauvais pour lui. Si on veut le convaincre à la manière de Palo Alto, il faut user de son autorité de manière paradoxale, en lui interdisant de boire son verre de lait.

Marie se glisse dans la situation et joue la scène devant un adolescent imaginaire :

« Tu ne dois sous aucun prétexte boire ce verre de lait qui est devant toi. Ce n'est pas bon pour toi et je te le déconseille. »

Comme l'adolescent auquel elle parle est en situation d'opposition, il va alors s'opposer à l'interdiction elle-même, et commencer, par défi, à boire le verre de lait. Pour qu'il continue, elle en rajoute dans l'injonction paradoxale :

« Même si tu goûtes à ce lait, je te demande formellement de ne pas le finir. »

J'avoue à Marie que, dans ma vie personnelle ou professionnelle, je ne suis pas convaincu par les effets de l'injonction paradoxale. Je ne m'en sers pas, ayant trop peur d'être pris au mot et qu'un adolescent obéissant me suive dans ma fausse demande plutôt qu'il ne s'y oppose.

Nous poursuivons cependant le jeu avec le même adolescent, en nous servant des arguments de Montaigne dans l'essai *Des cannibales*. Marie joue l'adolescent têtu, et je me sers des paroles du philosophe. J'expose devant elle une croyance choquante, répugnante :

« Sais-tu ce que font certains peuples cannibales ? Quand ils capturent des prisonniers, ils commencent par bien les traiter, puis ils leur attachent les bras avec des cordes, les assomment à coups d'épée, les font rôtir et les mangent tous ensemble. Les amis qui n'ont pas pu participer à la fête reçoivent chez eux des morceaux de prisonniers à manger. Ils sont sûrs que cette manière de procéder représente une marque de respect envers leurs traditions, et même envers les prisonniers. Qu'en penses-tu ? »

Marie se met à la place de l'adolescent qui s'oppose et se fâche :

« De quoi me parlez-vous ? C'est répugnant, insupportable, inhumain. Votre Montaigne se trompe en trouvant cette coutume normale, et les peuples cannibales se trompent encore plus. »

Je réponds, ne sachant plus si je dois vouvoyer ou tutoyer l'adolescent qu'elle incarne, mais avec de plus en plus de conviction :

« Laisse-moi te faire partager ce que dit Montaigne de ces cannibales. Nous remarquons l'horreur barbare de leur action, mais nous sommes aveugles devant nos propres erreurs de jugement ou de conduite. Le peuple cannibale, en dehors de ses fêtes violentes, ne conquiert aucun autre pays. Il ne s'attaque jamais aux terres ou aux possessions de ses voisins. Il ne guerroie que pour se défendre. Chez eux, bien qu'ils soient pris pour des barbares, tout le monde jouit de ses ressources naturelles et considère ce qui lui manque comme superflu ou non indispensable. Après leur mort, les cannibales laissent tous leurs biens, sans exception ni privilèges, à leurs proches et enfants. Crois-tu vraiment que ce comportement est plus barbare que le nôtre ?

— Peut-être pas. Mais je ne vois pas bien le rapport avec le verre de lait, me dit Marie.

— Tu as commencé à douter de la barbarie des cannibales. Revenons à notre sujet de départ, bien plus banal. Tu m'as dit que tu n'aimais pas le lait. Tu ne veux pas toucher au verre qui est sur la table. Tu étais sûr de ne pas le boire. Mais tu étais aussi sûr que les cannibales sont des barbares. Si tu as remis en cause cette première certitude : "Les cannibales sont des barbares", tu peux renoncer à la seconde. Tu vas en faire l'expérience, tant le doute est contagieux.

— Vous croyez que votre jeu avec les cannibales fera préférer aux adolescents de ma famille le lait aux boissons sucrées et pétillantes ? dit Marie, sortant de son personnage.

— Si ni l'infusion de doute à la Montaigne, ni l'injonction paradoxale de l'école de Palo Alto ne les ébranlent, vous leur achèterez de grandes bouteilles de leur soda préféré. »

Protéger les adolescents des premières dépendances

Antti Mustonen est un spécialiste finlandais de la santé des adolescents[1]. Son équipe a mesuré la santé physique et psychique de 6 290 jeunes nés en 1986, de l'âge de quinze ans à celui de trente-trois ans. Le résultat est sans appel : plus tôt les jeunes gens et les jeunes filles consomment de l'alcool, plus ils sont exposés, dans les années suivantes, à des états d'anxiété et de dépression. Ces résultats, confirmés par beaucoup d'autres, invitent à protéger autant que

1. Antti Mustonen, Anni-Emilia Alakokkare, Caroline Salom, Tuula Hurtig, Jouni Levola, James G. Scott, Jouko Miettunen et Solja Niemelä, « Age of first alcohol intoxication and psychiatric disorders in young adulthood – A prospective birth cohort study », *Addictive Behaviors*, n° 118, juin 2021.

possible les adolescents des substances toxiques, que ce soit l'alcool ou d'autres produits. Une prévention particulièrement difficile à appliquer à leur âge, car c'est au moment où ils éprouvent le plus de désir et d'incitation sociale à tester toutes les drogues, légales ou non, qu'ils doivent à tout prix s'en tenir à l'écart. À l'adolescence, l'appétence est à son maximum, tandis que le cerveau est particulièrement sensible aux effets de ces substances.

Pour prévenir les dépendances précoces, les conseils de Montaigne sont précieux. Le philosophe Platon, qu'il cite, était particulièrement vigilant sur les premières habitudes des adolescents. « Il réprimanda un jour un enfant qui commençait à jouer aux [dés avec des] noix. L'enfant lui répondit : "Tu me réprimandes pour peu de chose. – L'habitude, lui dit Platon, n'est pas une chose négligeable. Nos plus grands vices prennent leur forme dès notre plus tendre enfance." » Celles et ceux qui élèvent les enfants dirigent leur futur caractère. « Il faut apprendre soigneusement aux enfants à haïr les vices et il faut aussi leur en apprendre la naturelle laideur[1]. »

La manière dont Montaigne explique comment s'installe la dépendance donne une leçon de santé. La consommation précoce de substances n'est pas l'indice d'un esprit courageux ou créatif, mais un signal montrant qu'une jeune femme ou un jeune homme est en train d'hypothéquer sa santé. Le philosophe décrit, mieux que les habituels formules ou slogans de prévention, le fonctionnement de l'accoutumance : l'habitude a des débuts doux et humbles, elle endort

1. *De la coutume et de ne changer aisément une loi reçue.*

notre jugement, « puis elle établit en nous à la dérobée le pied de son autorité. [Après un commencement agréable,] elle nous découvre un furieux et tyrannique visage contre lequel nous n'avons plus la liberté de même lever les yeux [ou nous opposer][1] ».

Marie a été convaincue par l'essai *De la coutume et de ne changer aisément une loi reçue*. Elle est bien décidée à en tester l'impact chez ses enfants. Décrire le risque d'adopter une habitude néfaste pourrait les motiver, plus que les images prétendument repoussantes de dents gâtées ou de poumons noircis par la fumée qu'on trouve sur les paquets de cigarettes. Montaigne ne menace pas, ne raille pas. Il se contente de décrire l'installation des coutumes dangereuses pour la santé :

— la consommation de substances et autres comportements toxiques qui font plaisir tend à se répéter après un temps d'euphorie ou de lune de miel ;

— le passage est rapide entre des occasions agréables où l'on consomme et une obligation de continuer ;

— la coutume s'installe d'autant plus vite que l'on s'adonne jeune aux produits stimulants ou calmants.

Parmi les habitudes à risque de l'adolescence figurent, à l'époque de Montaigne comme aujourd'hui, les produits actifs sur le cerveau et les comportements excitants comme les jeux d'argent. Les recherches les plus récentes montrent que toutes ces coutumes faciles à adopter et difficiles à quitter stimulent les mêmes zones du cerveau. Repérer le pouvoir d'attraction

1. *Ibid.*

qu'elles exercent et la perte de contrôle qu'elles déclenchent protège la santé des plus jeunes.

C'est Marie qui conclut cette rencontre sur la santé des adolescents :

« Je ne parviendrai peut-être pas à faire lire ce chapitre de Montaigne à mes deux jeunes gens à la maison. Mais j'y trouve des arguments pour aborder avec eux ce sujet des "produits", qui les fâche dès qu'on commence à en parler. Les paroles vont infuser dans ma tête et, après, dans la leur... comme un sachet de thé. »

Ma patiente s'interrompt. Ses mains tremblent légèrement, comme si lui revenait à l'esprit l'image des baïnes qui l'avait troublée. Son émotion est compréhensible. Nous venons de faire le tour des idées de Montaigne sur l'adolescence, ce qui signifie que nous nous apprêtons à aborder la partie centrale de notre périple : l'âge adulte. Marie pressent que les enjeux sont de taille, car si l'adolescence est généralement une période de bouleversements, l'âge adulte n'est pas moins déroutant.

« Pour moi, dit-elle, c'est à ce moment que sont apparus mes coups de tristesse. N'oubliez pas que nous avons décidé de chercher ce qui les a créés ou révélés. »

4

Montaigne et l’âge adulte

Marie arrive furieuse au rendez-vous suivant. Elle a subi sur son lieu de travail une nouvelle matinée d'évaluation de ses compétences et de sa créativité. Le résultat aux épreuves proposées, dans la continuité de son premier bilan de compétences, était censé prédire son aptitude à gravir les échelons au sein de l'entreprise. Mais elle en veut à tout le monde après cette journée exécrable, à ses collègues, à sa hiérarchie, et à Montaigne aussi, qui prend de plus en plus de place dans sa vie.

« J'ai encore rêvé de lui, grogne-t-elle. C'est un rêve que je peux qualifier de cauchemar. J'ai vu Montaigne avec mes enfants : ils partaient chez une de mes meilleures amies sans m'inviter. J'avais beaucoup de colère et de peine, jusqu'à ce que je me réveille. »

Nous établissons ensemble, sans surinterpréter le rêve de Marie, qu'il révèle une peur d'être soit abandonnée, soit exclue. Elle prend acte de l'explication et en revient à son travail :

« J'ai dû mimer les gestes d'une croupière de casino ce matin, pendant une heure. Le test était censé révéler si j'allais ou non tricher, avantager mes amis, les décourager ou les pousser à prendre des risques. Après le déjeuner, j'ai dû m'imaginer en joueuse de rugby et dire si je me sentais mieux en attaque ou en défense. Mes choix allaient mettre en lumière – d'après le *coach* – mon besoin de sécurité ou mon envie d'aller de l'avant. Je me sens de plus en plus déconnectée de notre époque dite moderne, avec ses tests et sa conception de l'intelligence tellement artificiels. J'ai besoin d'une dose de Montaigne pour tolérer tellement de bêtise sans m'arracher les cheveux ou démissionner. »

Je lui propose un autre jeu que ceux du casino et du rugby appliqués aux relations humaines, en espérant qu'elle le trouve plus juste, plus riche de sens et plus révélateur de ses goûts, talents et pensées. Pour donner au test plus de force, Marie décide que notre prochaine rencontre se tiendra à distance. Elle m'appellera d'un lieu de Paris qu'elle connaît depuis l'enfance, où se sont déroulés des jeux, plus anciens et plus cruels que les exercices de Montaigne : les arènes de Lutèce. Ces vestiges de l'Antiquité, l'un des rares souvenirs de l'époque gallo-romaine en plein cœur de Paris, sont aujourd'hui reconvertis en aire… de jeux.

Le jour dit, Marie me téléphone depuis le gradin le plus élevé de l'amphithéâtre. Devant elle, deux équipes de jeunes gens pratiquent une forme de football adaptée au terrain et à leurs envies. Ils s'encouragent avec des cris et des chants qui couvrent parfois la voix de ma patiente. Nous sommes loin du recueillement historique qu'elle espérait trouver dans cet espace témoignant de la gloire romaine, si chère au philosophe.

Le jeu de Montaigne révélant les émotions cachées

Dans l'essai *Par divers moyens on arrive à pareille fin*, Montaigne a inventé un jeu que nous mettons en pratique ensemble. Au bout du fil, Marie me parle sans quitter d'un œil les jeunes joueurs qui s'empoignent sur la piste en dessous d'elle.

« Changez d'époque et de références, Marie. Adaptez-vous à ce lieu étonnant, en plein Paris, d'où vous m'appelez. Mettez-vous dans la peau d'une autre personne et cherchez à ressentir ce qu'elle éprouve. Demandez-vous comment vous vous tireriez des épreuves qui lui tombent sur la tête. Imaginez-vous, moyennant un simple saut en arrière dans le temps, en guerrière battue par un adversaire venu d'un pays hostile. Vous faites partie du groupe de ceux qui ont été capturés. On vous présente enchaînée dans une arène ressemblant à celles de Lutèce. Quelle attitude allez-vous choisir ? Celle du vaincu sans ressource qui s'effondre en larmes, demande pitié et essaie d'attendrir son ennemi ? Ou, au contraire, êtes-vous de celles qui résistent, ne se laissent pas abattre, continuent, même en infériorité numérique, à vouloir se bagarrer ? »

Marie ne répond pas. Elle a appris avec Montaigne les bienfaits du silence. Je continue à m'appuyer sur l'essai *Par divers moyens on arrive à pareille fin* :

« Il y a une deuxième étape dans le jeu du "Et si c'était moi ?". Tenez le rôle inverse. Vous êtes le vainqueur de la bataille. Par qui allez-vous vous laisser le plus attendrir ? Devant qui perdrez-vous vos moyens ? Ceux qui vous apitoient ou ceux qui résistent, qui vous regardent droit dans les yeux avec fierté ? Montaigne vous laisse le choix entre les deux positions. Ses jeux de rôle sont vraiment ouverts. Il n'y a pas de bonne ou de mauvaise réponse. L'essentiel est d'abandonner son identité de départ, de jouer vraiment le jeu et d'accepter de faire comme si on était projeté dans une autre vie, un autre temps, un autre pays. »

Pour faciliter l'implication, Montaigne donne trois exemples historiques où la bravade a été efficace :

— trois gentilshommes ont résisté au prince de Galles en s'opposant seuls à l'assaut de son armée victorieuse. La vue de leur courage a émoussé la colère du prince, qui a épargné les autres habitants de la ville. Les cris de celles et ceux qui demandaient grâce en se jetant à ses pieds ne l'avaient pas autant impressionné ;

— un soldat poursuivi par toute une armée a attendu ses adversaires, l'épée à la main. Sa résolution a refroidi la furie du seigneur Scanderbeg, prince de l'Épire ;

— l'empereur Conrad III avait assiégé la ville de Guelphe, appartenant au duc de Bavière. Il avait permis aux femmes nobles de sortir à pied avec ce qu'elles pourraient emporter sur elles. Les femmes de la ville ont alors chargé sur leurs épaules leurs maris et leurs enfants, et même le duc de Bavière. Ce courage a ému l'empereur, qui en est venu à traiter sans violence le duc et tous les habitants de la cité.

Dans la situation de départ des guerriers battus, après avoir laissé les lecteurs réfléchir à la manière dont chacune ou chacun agirait, entre la fierté et la supplication, Montaigne confie son inclinaison personnelle, sans l'imposer : « La façon la plus habituelle d'adoucir le cœur de ceux que l'on a irrités [...], c'est par notre soumission, de les pousser à la pitié. La bravade et la fermeté, moyens tout opposés, ont parfois le même effet [...]. Je serais homme à céder plus naturellement à la compassion qu'à l'estime [pour le courageux qui tient tête]. Pourtant la pitié est pour les stoïciens un sentiment mauvais. Ils veulent que l'on secoure les affligés, mais non que l'on fléchisse et que l'on prenne part à leurs souffrances. »

Les bienfaits du « décentrement »

Marie a autant de mal à s'identifier aux guerriers de Montaigne qu'aux joueurs de rugby de son entreprise, tant le sort des uns et des autres lui paraît éloigné du sien. Sa mise en situation est perturbée par les hurlements des jeunes joueurs transformant les arènes de Lutèce en terrain de football. Malgré tout, le jeu de Montaigne l'intrigue et la fait rêver. L'expérience du « Et si c'était moi ? », au-delà de ses réticences, lui a permis d'opérer un changement de point de vue, comme si elle s'asseyait à table sur une autre chaise que celle qu'elle choisit d'habitude. Le temps du jeu, elle n'a plus été influencée uniquement par sa propre manière de penser : elle en a adopté d'autres en se projetant dans une situation nouvelle. Un spécialiste américain de la motivation, William Miller, s'est aperçu que l'identification à une autre personne rend plus perméable à des changements d'idées ou de comportements. À cette fin, il a mis au point quelques applications du « Et si c'était moi ? », utiles au quotidien :

— afin de convaincre ses patients de mettre un terme à une conduite à risque pour leur santé, comme l'excès d'alcool ou la consommation de tabac, Miller leur demande de se mettre à la place du meilleur ami ou de la meilleure amie de quelqu'un qui boit trop. « Comment convainquez-vous cette personne de changer ? » ;

— pour chasser de leur esprit la certitude qu'ils ne valent rien, il leur suggère de tenir le rôle d'un collègue qui témoigne de toutes les qualités qu'ils possèdent, mais dont ils ne se rendent pas compte d'habitude.

Les guerriers de Montaigne qui, selon leur tempérament, demandent grâce à leur adversaire ou le défient, révèlent à Marie, malgré son scepticisme initial, un nouvel aspect de son caractère. Elle découvre qu'ils l'obligent à se poser une question plus indiscrète qu'il n'y paraît : a-t-elle l'empathie *impressionnable* ou *compassionnelle* ? Préfère-t-elle celles et ceux qui la défient ou qui l'apitoient ? Marie hésite ; elle passe en revue les domaines de sa vie où s'exprime son attendrissement.

« Pour les livres, j'ai l'empathie compassionnelle. Je n'aime que les destins brisés et les personnages désespérés. Les vainqueurs m'ennuient, et les femmes ou hommes qui étalent leur réussite m'indiffèrent. En amour, je suis séduite par les hommes que j'admire et qui me font rêver. Je peux même céder à un beau parleur qui me fait rire et se met en avant. Pour mes enfants, même si je suis fière de leurs réussites, mon empathie compassionnelle n'a pas de limite quand ils ont besoin de moi. Enfin, dans mon travail, je soutiens celles et ceux que le système maltraite parce qu'ils ne connaissent pas ou n'appliquent pas les règles du jeu social. »

Ses réponses ne sont pas les mêmes selon les situations ou les personnes. En cela, elle rejoint Montaigne, qui donne raison autant aux compatissants qu'à celles et ceux qu'impressionnent la provocation ou le défi. Les *Essais* autorisent et même encouragent les doutes, les entre-deux, à la seule condition que l'on ne se retrouve pas bloqué dans une hésitation triste. Cette tolérance du « en même temps » détend Marie, la conforte dans ses paradoxes et contradictions. Elle comme moi entendons avec plaisir Montaigne nous dire : « C'est un sujet extraordinairement vain, divers et ondoyant que l'homme. Il est malaisé de fonder sur lui un jugement constant et uniforme[1]. » Pour toutes les opinions, tous les choix sérieux, le balancement est la règle et la certitude, l'exception. Accepter cette indécision comme faisant partie de sa nature apaise. On ne recherche plus une certitude définitive. Mieux, on supporte de pouvoir changer d'avis.

« Le monde, écrit encore Montaigne en défense du doute, n'est qu'une balançoire perpétuelle. Toutes les choses y sont sans cesse en mouvement, [que ce soit] la terre, les rochers du Caucase ou les pyramides d'Égypte. La constance [dans les idées ou dans les opinions] n'est en fait qu'un mouvement plus languissant [ou lent et que l'on ne voit pas][2]. »

L'esprit que Montaigne dissèque comme un anatomiste est « trouble, chancelant, dans une ivresse naturelle ». « Je le prends, dit-il, comme il est. Je ne peins

1. *Par divers moyens on arrive à pareille fin.*
2. *Du repentir.*

pas l'être [fixe], je peins le passage [...], de jour en jour, de minute en minute. Je fais un examen [...] de mes pensées indécises et parfois contraires. Si mon âme pouvait se fixer [...], je ne m'éprouverais pas [et ne la reconnaîtrais pas]. Elle est toujours en train d'apprendre et de faire des expériences[1]. »

Une étonnante étude sur les émotions prolonge l'expérience du philosophe sur l'empathie. On a mesuré les réactions d'un groupe d'infirmières quand elles injectaient un produit ou faisaient une prise de sang. Il est apparu que celles-ci étaient plus émues et ressentaient plus la douleur de leur patient :

— quand elles entretenaient une relation d'amitié avec celui-ci ou qu'il était un membre de leur famille ;

— quand elles pratiquaient un geste dont elles n'avaient pas l'habitude ;

— quand elles n'avaient pas l'impression que leur geste était utile, que ce soit pour comprendre la maladie ou pour la traiter.

Cette expérience montre que nous ne sommes pas programmés une fois pour toutes pour un type d'empathie. Notre empathie, comme notre esprit, est diverse et ondoyante. Pourtant, elle est tout le temps active.

Reconnaître ses émotions pour protéger sa santé

La première leçon du « Et si c'était moi ? » a été de faire découvrir à Marie ce qui la touche le plus. Le deuxième enseignement est de lui révéler ses

1. *Ibid.*

émotions. Les jeunes joueurs de football sont, eux, de plus en plus émus dans les arènes de Lutèce. Un groupe de spectateurs hurle : « Qui c'est les plus forts ? Les plus forts, c'est bien nous ! » Je regrette d'avoir accepté une consultation à distance à ce point parasitée par des bruits extérieurs.

Nous essayons avec Marie de nous concentrer sur la question des émotions. Peu importe que l'on soit ému par l'autorité ou la faiblesse, par un jeu romain ou par le football qui se joue dans les arènes : l'essentiel est qu'à un moment ou un autre on soit vraiment touché, et qu'on éprouve un sentiment dont on se rend compte. Les recherches les plus récentes sur la santé du corps et de l'esprit confirment le besoin vital d'éprouver des émotions et d'avoir conscience de celles-ci. Aucune émotion, même la tristesse ou la peur, n'est anormale. On n'est malade que si l'on ne ressent plus rien.

Celles et ceux qui acceptent de reconnaître leurs émotions vivent plus longtemps et en meilleure santé[1]. Une équipe de psychologues allemands a suivi 4 000 volontaires pendant dix ans. Les hommes qui avaient le plus de difficulté à identifier leurs émotions et à les ressentir avaient un taux de mortalité plus élevé. Chez les femmes, cet effet n'a pas été retrouvé, sans doute parce qu'elles sont globalement moins concernées par l'absence d'émotions.

Bien d'autres recherches incitent à muscler cette aptitude essentielle qu'est le ressenti des émotions.

---

1. Jan Terock, Johanna Klinger-König, Deborah Janowitz, Matthias Nauck, Henry Völzke et Hans J. Grabe, « Alexithymia is associated with increased all-cause mortality risk in men, but not in women : A 10-year follow-up study », *Journal of Psychosomatic Research*, n° 143, avril 2021.

Celles et ceux qui ne reconnaissent pas leurs émotions ont plus de stress, plus d'adrénaline et plus de maladies cardiovasculaires. Une expérience sur les relations corps-esprit a montré que les femmes et les hommes coupés de leurs émotions sont plus souvent hypertendus, diabétiques ou anxieux. Pourtant, peu de thérapies augmentent la reconnaissance des émotions. De même, on ne trouve aucun médicament qui agirait sur la lecture de celles-ci. Le traitement le plus original se trouve peut-être chez Montaigne, avec son « Et si c'était moi ? ». En se mettant à la place de ses guerriers vainqueurs ou vaincus, on développe autant sa santé physique que sa résistance au stress.

« Notre structure privée et publique [d'esprit] est pleine d'imperfection. Mais il n'y a rien d'inutile dans la nature [et nos émotions], même pas l'inutilité elle-même. Rien ne s'est inséré dans cet univers qui n'y tienne une place opportune. L'être que nous sommes est cimenté [constitué] de façons d'être maladives [de différentes façons d'être malade] : l'ambition, la jalousie, l'envie, la vengeance, la superstition, le désespoir. [Toutes ces émotions] logent en nous avec une possession [de nous] naturelle. Il y a même [en nous] de la cruauté [...]. Au milieu de la compassion [que nous espérons éprouver], nous sentons au-dedans [de nous] je ne sais quelle pointe de plaisir méchant à voir souffrir autrui [...]. Si l'on supprimait en l'homme les germes de ces manières d'être, on détruirait les conditions fondamentales de notre vie[1]. »

1. *De l'utile et de l'honnête.*

L'incapacité à reconnaître ou éprouver ses émotions, même imparfaites ou désagréables, est maintenant considérée comme une vraie maladie, qui prend racine dans un désordre de l'esprit et du cerveau. Cette paralysie du sentiment s'appelle « alexithymie ». L'origine de ce mot – en grec, « incapacité à lire les humeurs » – éclaire déjà le phénomène que s'emploient à soigner les *Essais*.

A	**Lexi**	**Thymie**
Je ne peux pas	Lire	Mes émotions

Le mot « alexithymie » n'existait pas à l'époque de Montaigne, mais la honte de l'émotion était généralisée. L'une des plus grandes transgressions et des plus remarquables preuves de courage du philosophe a été de se décrire comme « hyperlexithymique ». Ses *Essais* sont une loupe à émotions ; elles y sont ressenties, reconnues et racontées. Il n'était pas habituel, durant la Renaissance, d'exercer des fonctions politiques prestigieuses et d'afficher en même temps ses angoisses sur la mort ou la maladie. Rejoignant Marc Aurèle et quelques autres figures illustres, à la fois grands hommes politiques et émotifs assumés – ou « émophiles » –, Montaigne surprend celles et ceux qu'il rencontre par sa sensibilité. Il la met en avant et en fait une force. « J'aime mieux forger mon âme que la meubler[1]. » Montaigne tire sa force de la connaissance de ce qui, justement, trouble son esprit, même sans raison… « Il n'y a pas de bête au monde autant

1. *De trois commerces.*

à craindre que l'homme. » Et l'on pourrait ajouter : surtout quand il ne reconnaît pas ses émotions ou ses faiblesses.

Nous tirons avec Marie quelques applications au quotidien de la reconnaissance des émotions :

— elles ne sont pas des indices de maladies et ne doivent pas être traitées comme telles ;

— le vide émotionnel qui se retrouve dans les plus graves dépressions est plus inquiétant que les hauts et les bas, qui sont des réactions normales du cerveau et de l'esprit.

Le schéma qui suit résume le mode d'emploi moderne du jeu avec les émotions :

Jouer avec ses émotions en s'inspirant de Montaigne

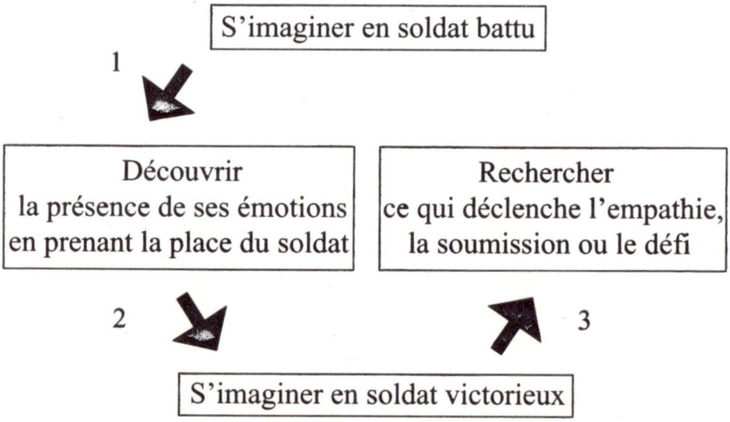

Marie quitte les arènes de Lutèce pour retrouver l'atmosphère plus calme et plus neutre de mon bureau. Avant de me rejoindre, elle me lit l'avertissement au visiteur, rappelant à la fois l'Antiquité qui a souvent inspiré Montaigne et le Paris du Moyen Âge et de la Renaissance : « C'est ici qu'a pris naissance, au IIe siècle de notre ère, la vie municipale de Paris. 10 000 hommes pouvaient tenir à l'aise dans les arènes de Lutèce, où les joutes nautiques succédaient aux luttes de gladiateurs, les combats de fauves à la représentation des comédies et drames. »

Identifier les sourires aide à sortir de la morosité

Je présente à Marie, maintenant assise en face de moi pour un nouveau rendez-vous, les résultats d'une étude récente. L'expérience conduite par Lauren Rutter dans l'Indiana, aux États-Unis, va encore plus loin dans l'importance accordée aux émotions[1]. Elle montre que les personnes les plus déprimées sont malades, entre autres raisons, parce qu'elles ne savent pas reconnaître les émotions en général, et les sourires en particulier. À partir de cette expérience, Lauren Rutter conseille de s'entraîner à reconnaître ceux-ci en commençant par des photographies de personnes souriantes. Elle a mis au point un programme de découverte progressive des sourires aussi efficace qu'inspiré de l'humour de Montaigne, qui invite à :

— regarder chaque jour des photographies de femmes et d'hommes, connus et inconnus ;

— chercher les sourires les plus explicites, voire les rires ;

1. Lauren A. Rutter, Eliza Passell, Luke Scheuer et Laura Germine, « Depression severity is associated with impaired facial emotion processing in a large international sample », *Journal of Affective Disorders*, n° 275, 1er octobre 2020, p. 175-179.

— se pénétrer de la physionomie de celle ou celui qui exprime sa satisfaction ;

— compléter l'exercice en cherchant des sourires en coin, des demi-sourires et des sourires cachés ;

— se regarder sourire soi-même devant un miroir.

Marie sourit à l'annonce de ces exercices :

« Moi, dit-elle, je suis une malade de l'excès de sourire. Plus je suis stressée, plus je me sens obligée de sourire. »

Nourrir ses émotions par de bons aliments

Non seulement Montaigne reconnaît ses émotions, mais il cultive les meilleures. Il ne néglige pour les faire fleurir ni le vin de Bordeaux, qu'il produit dans son château, ni les banquets, auxquels il participe volontiers. Il tient de son père un attrait pour les émotions qui se manifestent dans les plaisirs matériels, comme ceux de la table. À plus de soixante ans, son père – Montaigne le raconte dans *De l'ivrognerie* – faisait le tour de la salle à manger juché en équilibre sur son pouce. Montaigne ne dit pas précisément si c'était avant ou après un repas, éventuellement arrosé !

Le laboratoire de l'hôpital de Wuhan – ville chinoise bien connue pour d'autres raisons – ne s'imaginait pas marcher dans les pas de Montaigne quand ses chercheurs ont étudié l'impact des aliments sur les émotions[1]. L'objet de leur analyse n'était pas les gibiers

1. Di Li et Yan Li, « Associations of α-carotenoid and β-carotenoid with depressive symptoms in late midlife women »,

ni les grands crus bordelais, mais les vitamines. Les résultats observés chez un échantillon de femmes âgées de quarante-deux à cinquante-deux ans laissent à penser que, plus on prend de vitamine A ou bêta-carotène, moins on est anxieux et plus on se sent en forme. La vitamine A diminue l'inflammation du cerveau et améliore l'humeur. Les femmes chinoises qui prenaient le plus de vitamine A étaient moins souvent anxieuses et avaient des émotions négatives d'une moins grande intensité.

Les spécialistes des relations entre vitamines et émotions recommandent de consommer chaque jour un aliment riche en bêta-carotène, par exemple :

— une demi-tasse de jus de carottes ;
— un demi-bol de carottes cuites ;
— un plat de patates douces ;
— de la citrouille ;
— des épinards bouillis.

Marie et moi prenons bonne note de ces conseils – même si nous préférons tous deux la bonne chère gasconne aux compléments alimentaires ou aux repas uniquement constitués des aliments les plus sains.

Un exercice musical de « Et si c'était moi ? »

Une chercheuse en musicothérapie de l'université de Radford, aux États-Unis, a appliqué le « Et si c'était moi ? » au domaine de la musique. Montaigne se décrivait comme « incapable en musique » :

Journal of Affective Disorders, n° 256, 1er septembre 2019, p. 424-430.

« De la musique, écrit-il dans *De la présomption*, ni pour la voix que j'ai très inepte [ou fausse], ni pour les instruments, on n'a jamais rien su m'apprendre[1]. »

Jang Sekyung aide à se découvrir et à découvrir ses émotions en choisissant ses morceaux préférés. La thérapeute musicienne invite ses patients à choisir des airs en phase avec leurs états d'âme du moment. Puis elle leur fait trouver ceux qui sont aptes à compenser leur angoisse, leur stress ou leur tristesse. Chacun compose ainsi son paysage mental et musical avec des mélodies qui lui ressemblent et des mélodies-médicaments. Face à une liste de morceaux de tous genres musicaux qu'on lui propose, l'adepte du « Et si c'était moi ? » musical se demande :

— « Est-ce que cette musique me correspond ? A-t-elle la même tonalité que mes émotions actuelles ? » ;

— « De laquelle ai-je le plus besoin ? »

Le moment de thérapie musicale qui fait le plus de bien est celui du partage des musiques choisies. Les patients de Jang Sekyung, une fois leurs listes composées, se regroupent et expliquent en petit comité pourquoi ils ont privilégié tel ou tel compositeur ou morceau, et en quoi il résonne avec leurs émotions du moment. Les plus investis dans l'exercice essaient même de lire sur une partition ou de jouer la mélodie qui résume ce qu'ils ressentent. Tout ce qui les fait s'impliquer dans la musique de manière active, au-delà d'une simple écoute, rend l'expérience plus forte. Jang Sekyung

1. Jang Sekyung, « Developing Music-Based Emotion Regulation (MBER) : A theoretical model for age-related depression prevention », *The Arts in Psychotherapy*, n° 74, juillet 2021.

a elle-même été surprise par les résultats de son « Et si c'était moi ? » musical. Les émotions des participants se sont régulées après une heure passée à choisir des mélodies ou des compositeurs qui les concernent. Leurs capacités intellectuelles ont augmenté, leur créativité et leur mémoire se sont étonnamment développées. L'approche émotionnelle de la musique a stimulé leur esprit et leur cerveau. Même sans toute l'organisation du docteur Jang Sekyung, chacun peut parcourir ses musiques préférées, à la recherche à la fois de celle qui lui correspond le mieux et de celle qui l'apaise. Le jeu d'identification musicale aura d'autant plus d'effet que l'on partage sa sélection avec des proches, eux-mêmes amateurs de musique et éclectiques dans leurs goûts musicaux. Même celles et ceux qui sont, comme Montaigne, maladroits en musique profitent de l'exercice.

Marie ferme les yeux et chante à voix basse un refrain de France Gall où il est question de résistance. Je l'entends fredonner juste pour elle : « Prouve que tu existes. Fuis ce monde égoïste. » C'est à se demander si Michel Berger n'était pas un lointain cousin de Montaigne…

La puissance de l'imagination

« J'assume, me dit Marie, d'être une bonne cliente pour tout ce que votre médecine classique appelle les placebos. J'aime que l'on me promette de la santé et du bien-être. C'est aussi mon attente de nouvelles réponses qui me pousse à faire avec vous ce voyage dans les *Essais*. Tout ce qui peut me faire du bien m'intéresse et m'intrigue. Les traitements aux effets non prouvés marchent vraiment sur moi. Je suis une placebo-répondeuse patentée, un de ces mauvais sujets qui induisent des erreurs dans les statistiques de vos meilleures études. Une boîte de cachets vendus comme énergisants me met en forme. À l'inverse, un regard malveillant ou le commentaire d'une personne qui me trouve fatiguée me fait dégringoler. »

La part d'esbroufe de certains traitements biologiques ou psychologiques est un aspect que ne revendiquent pas souvent les professionnels de la santé qui les utilisent. Les recherches sur les médicaments contrôlent autant que possible l'effet de suggestion ou l'effet placebo polluant la véritable action des traitements. La suggestion est pourtant une composante précieuse de la santé, qui guérit bien des maux. Montaigne prend pour exemple une femme qui pense avoir avalé une aiguille dans un morceau de pain qu'elle a mangé : « Elle criait et se tourmentait, en disant qu'elle avait une douleur insupportable dans le gosier. Elle croyait sentir l'aiguille arrêtée [ou bloquée dans sa gorge]. Parce qu'elle n'avait ni enflure, ni blessure, un homme habile a jugé que c'était un effet de l'imagination. Il l'a fait vomir et a jeté en cachette une épingle tordue dans ce qu'elle avait vomi. La femme a pensé avoir vomi l'aiguille. Elle s'est sentie soulagée de sa douleur[1]. »

1. *De la force de l'imagination.*

Montaigne accorde sa confiance aux traitements pas encore validés par la médecine de son temps, pour autant qu'ils soient doux. Il part en Italie persuadé que les bains et le climat guériront sa gravelle. Il se dit fier d'être influençable dans l'essai *De la force de l'imagination*. Chez lui, une imagination développée suffit à produire un événement. Chacun est touché par la force de l'imagination ; certains, comme lui, en sont renversés. La vue des souffrances d'autrui le fait souffrir physiquement. C'est pour cela que le philosophe choisit de ne vivre qu'en présence de personnes en bonne santé et gaies : « Un tousseur continuel irrite mon poumon et mon gosier [...]. Je saisis le mal auquel je prends intérêt, et je le loge en moi. Je ne trouve pas étrange que l'imagination donne des fièvres et [même] la mort à ceux qui la laissent faire et qui l'encouragent. »

Un Romain de l'Antiquité, Gallus Vibius, a frappé Montaigne par la force encore plus grande de son imagination. Celui-ci a tellement essayé de comprendre l'essence de la folie qu'il a entraîné son jugement hors de son siège, au point qu'il n'a jamais pu l'y remettre. Il pouvait se vanter d'être devenu fou par le moyen de la sagesse ou de la réflexion : « [Par l'imagination,] nous suons abondamment, nous tremblons, nous pâlissons et nous rougissons. »

Une étonnante pratique inventée en France donne raison tant à Marie qu'à Montaigne sur le pouvoir de l'imagination. On la doit à Robert Desoille, un ingénieur en électricité reconverti dans l'utilisation en médecine du rêve et de l'imaginaire[1]. Après la guerre de 1914-1918, et au contact des poètes et écrivains surréalistes, il invente la méthode du rêve éveillé dirigé. À sa suite, la psychologue et psychanalyste Nicole Favre l'applique à la santé, en la résumant en trois **V** :

— **V** comme Voir, les yeux fermés, une scène chargée d'émotion, des personnages, des animaux, un paysage, des objets ;

— **V** comme Vivre, avec le plus d'intensité possible, le rêve que l'on se construit ou s'autorise ;

— **V** comme Verbaliser, en mettant des mots, à la fin du rêve, sur ce que l'on a traversé.

Dans la même veine, les chercheurs allemands de l'université Justus-Liebig de Giessen viennent de mettre au point un traitement de la tristesse par l'imagination[2]. Ils croient comme Montaigne que cette dernière, quand elle est assez forte, produit un événement réel. « La pression [que l'imagination] exerce sur moi me perce. Mon art est de lui échapper, non de lui résister. » Les psychologues allemands ont induit chez des volontaires des états de tristesse par de la musique, des films et une suite de phrases décourageantes. Les musiques attristantes étaient l'*Adagio pour cordes* de Samuel Barber et la *Sonate*

---

1. Robert Desoille, *Le Rêve éveillé dirigé. Ces étranges chemins de l'imaginaire*, textes réunis par Nicole Fabre, Érès, 2000.

2. Annelie C. Göhler, Julia W. Haas, Matthias F. J. Sperl, Christiane Hermann, Alexander Winkler, « Placebo nasal spray protects female participants from experimentally induced sadness and concomitant changes in autonomic arousal », *Journal of Affective Disorders*, n° 295, 1er décembre 2021, p. 131-138.

au clair de lune de Ludwig van Beethoven, deux morceaux reconnus comme des inducteurs d'émotions tristes. Les spécialistes de l'imagination ont ensuite donné accès à la moitié de leurs volontaires à un vaporisateur nasal censé contenir un puissant antidépresseur. L'autre moitié des volontaires se sont servis du même vaporisateur nasal en étant avertis qu'il ne contenait aucun traitement efficace. Les femmes et les hommes convaincus d'inhaler une molécule chassant la tristesse ont vu leurs émotions négatives se corriger en quelques secondes. Celles et ceux dont l'imagination n'avait pas été activée n'ont rien ressenti.

Je propose à Marie de ressentir personnellement l'effet de l'imagination. Elle trouve sur son téléphone un enregistrement de l'*Adagio pour cordes* de Samuel Barber et se remémore une scène de sa vie particulièrement accablante. Juste avant d'écouter Barber et de visualiser le moment triste, Marie prend son pouls. Son cœur bat à 80 pulsations par minute. Après avoir plongé dans l'*Adagio* de Barber et s'être souvenue de l'épisode douloureux, son cœur s'est ralenti : il bat à 75 pulsations par minute. Nous mesurons ensemble l'effet de l'imagination et des émotions sur le corps. Tout ce qui traverse notre esprit bouscule des paramètres physiologiques objectifs. « L'esprit et le corps, écrit Montaigne dans *De la force de l'imagination*, s'entre-communiquent ce qui leur arrive et sont étroitement cousus. »

Montaigne, bien avant les chercheurs d'aujourd'hui, mesure le poids de la suggestion et les effets de son application à la médecine. Il remarque que les médecins cherchent à gagner la confiance de leur patient « parce que l'action de l'imagination supplée [parfois] à l'imposture [à l'inutilité] de leurs décoctions ». Un maître de la médecine de son temps écrit même qu'il se trouve des femmes et des hommes à qui la seule vue d'un remède fait de l'effet.

Le philosophe va encore plus loin dans la compréhension de ce qui nous influence dans l'essai *Que le goût des biens et des maux dépend en bonne partie de l'opinion que nous en avons*. Selon lui, les maux n'entrent en nous que par notre jugement ou nos croyances et par notre imagination : « Ce que nous appelons mal et tourment n'est ni mal ni tourment en soi. C'est seulement notre imagination qui lui donne cette qualité. » Les *Essais* disent encore : « Le sort fournit la matière. C'est à nous de lui donner la forme. »

Montaigne, en prenant l'exemple des condamnés à mort, démontre l'absurdité du jugement et la capacité à imaginer des dangers sans lien avec la réalité. Un condamné à mort demande à boire, mais il refuse au dernier moment le verre que lui tend le bourreau, parce que ce dernier a bu dedans juste avant : « J'ai peur, dit-il, d'attraper la vérole. »

Changer de croyances et de certitudes grâce à Montaigne

Je ne revois pas Marie pendant deux semaines. Quand elle revient, c'est avec un peu de retard et des vêtements plus décontractés. Elle porte un pull plus tout neuf sur un pantalon qui a beaucoup vécu :

« Nos échanges sur les émotions et l'imagination m'ont troublée, dit-elle. Je mesure de plus en plus leur poids en moi. Mais je veux que vous reveniez, avec Montaigne, à un sujet essentiel à mes yeux : mieux me sentir dans ma peau au quotidien, et comprendre les raisons de ces vagues de tristesse qui me perturbent.

— Je comprends que vous soyez pressée de trouver une solution à ces accès de découragement. J'ai d'ailleurs le sentiment que, avec le temps, vous en êtes venue à vous définir comme quelqu'un de fondamentalement triste. Utilisons Montaigne pour parler de cette tendance qui consiste à se catégoriser, à s'enfermer soi-même. Nous avons en nous des pensées automatiques ou des croyances qui déterminent notre façon d'être. Selon celles-ci, nous nous trouvons intéressants ou ingrats, courageux ou fuyards. Et finissons par ressembler à ce que nous croyons être. Montaigne le dit bien : se croire brave, c'est être brave. La grande découverte récente est que ces pensées automatiques, une fois qu'on les trouve et que l'on voit comment elles agissent, sont malléables. Il est possible de les remplacer par d'autres croyances, avec lesquelles on se sent mieux au quotidien. »

Dans l'essai *Comment l'âme décharge ses passions sur des objets faux quand les vrais lui défaillent*, Montaigne anticipe la psychologie des croyances, en exposant une méthode originale pour reconnaître les fausses certitudes et les modifier. Quand vous êtes sûr que vous êtes capable d'affronter un danger, vous avancez mieux que si vous vous sentiez vulnérable. L'adversaire qui se croit invincible est plus difficile à renverser que celui qui se considère comme vaincu d'avance. À l'inverse, se croire fragile rend vraiment faible et plus facile à abattre.

Les fausses croyances ne concernent pas seulement la manière dont nous nous percevons nous-mêmes, mais aussi l'ensemble des éléments extérieurs qui nous entourent. Nous pouvons nous méprendre sur les autres, sur des objets ou encore des situations. Tout se passe comme si la fausse croyance était une déviation de l'intelligence vers une erreur. Plutarque, cité par Montaigne, dit de ceux qui se prennent d'affection pour une guenon ou un petit chien que « la partie amoureuse qui est en nous, faute de cible légitime, plutôt que de demeurer inemployée, s'en cherche une autre, fausse et frivole ».

L'auteur des *Essais* explique comment les erreurs de jugement créent des maladies en apparence purement physiques : « Un gentilhomme extrêmement sujet à la goutte était pressé par les médecins de renoncer complètement à l'usage des viandes salées. Il avait pris l'habitude de répondre que, au moment des attaques et des tourments de son mal, il voulait avoir [quelque chose] à quoi s'en prendre. En maudissant par ses cris tantôt le cervelas, tantôt la langue de bœuf et le jambon, il se sentait soulagé[1]. » Montaigne éclaire les croyances de son malheureux amateur de charcuterie : « Quelles causes n'inventons-nous pas

1. *Comment l'âme décharge ses passions sur des objets faux quand les vrais lui défaillent.*

aux malheurs qui nous arrivent ? » Il ajoute dans l'essai *Des boiteux* que les hommes, devant les faits qu'on leur expose, passent plus de temps à chercher une explication qui les satisfasse que la vérité. Ils se détournent de l'essentiel et perdent leur temps à inventer des causes souvent fausses ou dont ils exagèrent l'importance.

J'invite Marie à s'imaginer face au gentilhomme décrit par Montaigne. Comment le convaincrait-elle d'arrêter la langue de bœuf ou le cervelas, qui lui déclenchent ses crises de goutte ? Se fâcher ne servirait à rien, le menacer non plus. Si vous discutez plus longtemps avec lui, il vous dira qu'il préfère savoir ce qui lui fait du mal plutôt que de souffrir d'une maladie ayant une cause inconnue. Cette fausse croyance, « mieux vaut une maladie grave avec une cause connue qu'un mal moindre mais sans explication », est celle qui met en péril son existence et qui doit être corrigée.

Marie se prend au jeu en se trouvant quelques points communs avec le gentilhomme :

« J'ai moi aussi, dit-elle, de curieuses théories sur ma santé. J'ai peur du *burn out* et de l'épuisement professionnel. Dès que j'ai l'impression de trop travailler, je me prescris une journée ou une semaine de récupération. J'envisage mon énergie comme une ressource rare qu'il ne faut pas épuiser. Je crois aussi qu'il y a des aliments qui me réussissent, et d'autres qui me font du mal. Je limite de plus en plus mes repas à quelques plats que je perçois comme protecteurs. »

Montaigne trouve chez les animaux aussi des comportements mystérieux et des croyances qui lui paraissent fausses. Une ourse devient féroce quand elle est blessée par un javelot au bout muni d'une mince courroie : elle se roule sur sa blessure et cherche à mordre l'arme qui l'a atteinte. En fait, elle poursuit le javelot, qui tourne avec elle et reste donc hors de sa portée, alors qu'elle devrait en vouloir au chasseur. Sur la santé et les causes des maladies, nous ne sommes pas toujours plus raisonnables que l'ourse plus agressive contre le javelot qui lui fait mal que contre celui qui l'a lancé.

Un autre exemple de fausse croyance conduit à s'arracher les cheveux quand on est triste ou stressé. « Pensez-vous, écrit Montaigne, que la pelade ou la perte de cheveux soulage la douleur ? » Les joueurs ruinés ont une réaction tout aussi absurde et toxique pour leur santé : plutôt que de comprendre leur ruine comme une cause de leur excès de jeu, ils accusent les dés ou les cartes. Certains mâchent et engloutissent les cartes qui les ont fait perdre, pendant que d'autres s'enfoncent les dés malchanceux dans la gorge pour se venger d'eux et du sort. Les personnages de l'Antiquité ne sont pas mieux pourvus en croyances : César, après avoir réchappé d'une tempête en mer, a défié Neptune en faisant enlever sa statue des processions et des jeux du cirque. Les Thraces, quant à eux, se vengeaient du tonnerre en lançant des flèches vers le ciel. « L'âme dans ses passions se trompe elle-même en se construisant des objets imaginaires et faux […] plutôt que de ne point agir contre quelque chose […]. Nous ne dirons jamais assez d'injures au dérèglement de notre esprit. »

Je m'aperçois en consultation qu'un patient a vraiment progressé quand il adopte des croyances différentes de celles qui l'envahissaient avant qu'il ne commence à se soigner. Par exemple, lorsqu'il se met à changer de point de vue sur lui-même et qu'il envisage sous un jour nouveau ce qu'il est, ce qu'il vaut, ce qu'il va devenir et la manière dont ses proches le voient.

Je présente à Marie les fausses croyances modernes les plus gênantes que beaucoup de gens ont sur leur propre personnalité. Elles sont traitées par les psychothérapies cognitives, ou thérapies des croyances. Montaigne n'a besoin que de quelques mots pour les mettre en pièces[1] :

— le *sens de l'immuabilité* : « Je suis comme je suis… À mon âge, on ne change plus. » À cette croyance, le philosophe répond qu'à cause de l'incertitude et de la variation des choses humaines, qui d'un mouvement bien léger se changent d'un état en un autre, rien n'est jamais joué, donc que chacun peut encore changer à tout âge ;

— le *raisonnement en tout ou rien* : « Je suis sans nuances. Tout doit être blanc ou noir. » Cette croyance se corrige avec l'essai *De l'incertitude de notre jugement*. À ce propos, Montaigne s'inspire d'un vers de l'*Illiade* d'Homère : « On peut fort bien parler partout et pour et contre [affirmer une chose et son contraire] » ;

---

1. Anita Robert, Nicolas Combalbert et Valérie Pennequin, « Étude des profils de distorsion cognitive en fonction des états anxieux et dépressifs chez des adultes tout-venant », *Annales médico-psychologiques*, n° 176, mars 2018, p. 225-230.

— l'*excès de confiance en soi* : « Je suis sûr de moi et rien ne peut m'arriver. » Montaigne invite au contraire à l'humilité dans *De la vanité*. Il trouve qu'il ne peut pas tenir le registre de ses bonnes actions. Il n'y en a pas assez, selon lui. Montaigne se compare à un « gentilhomme qui ne [gardait] de sa vie que ce que produisait son ventre. Vous pouviez voir exposée chez lui une série de bassins [datant] de sept à huit jours. C'était sa [seule] étude, ses [seules] réflexions[. Mes *Essais*] sont comme des excréments d'un vieil esprit, tantôt durs, tantôt relâchés et toujours indigestes » ;

— le *perfectionnisme* : « Soit je réussis quelque chose de parfait, soit je ne fais rien. » La réponse de Montaigne est encore dans *De la vanité* : « [Je ne corrige pas mes écrits] parce que je crains de perdre au change. Mon intelligence ne va pas toujours en progressant, elle va aussi à reculons [...]. Il serait beau d'être vieux si nous ne marchions que vers l'amélioration. Mais nous avons une démarche d'ivrogne titubant, pris de vertige, un mouvement informe. »

Marie écoute ces fausses croyances et les réponses de Montaigne sans apparente réaction, comme si elles lui paraissaient trop caricaturales pour résumer ce qu'elle-même repère de ses propres erreurs de jugement.

Je partage avec elle un autre avis de Montaigne sur les faiblesses de notre esprit. Il vient de l'essai *De l'expérience* : « Les hommes méconnaissent la maladie naturelle de leur esprit. Il ne fait que fureter et chercher et ne cesse de tournoyer... » Le travail de l'esprit est comme celui d'un ver à soie. Il s'étouffe par ce qu'il construit lui-même. Il pense trop et absorbe trop d'informations. Il ressemble aux chiens qui, ayant découvert un trésor flottant, ont voulu boire l'eau de l'océan et l'assécher pour y accéder. Ils se sont eux-mêmes étouffés avant d'accéder au trésor.

Modifier ses pensées toxiques

Il ne suffit pas de convenir des faiblesses de son esprit. Il faut aussi les corriger, dans la continuité de Montaigne et de la psychologie d'aujourd'hui. Le philosophe donne un secret de plus pour dénicher et contrer les fausses croyances. L'une des raisons pour lesquelles nous nous y accrochons autant est notre *fierté*. Nous répugnons à nous donner tort, à nous remettre en question et à reconnaître que nous nous trompons dans des domaines importants auxquels nous avons beaucoup et même trop réfléchi. « Ces défauts [de raisonnement] tiennent à la vérité de l'outrecuidance [la fierté] un peu plus encore que de la bêtise [...]. Ils se retrouvent chez ceux qui s'adressent à la Fortune [au sort ou au destin] comme si cette Fortune avait des oreilles susceptibles d'être atteintes par nos plaintes[1]. » La présomption est notre maladie naturelle et originelle.

Marie veut bien concéder la présence en elle d'un peu de fierté la poussant à s'entêter. Sans doute ni hésitation, j'en reconnais aussi beaucoup en moi. Nous n'en restons pas à ce constat, un peu décourageant,

1. *Comment l'âme décharge ses passions sur des objets faux quand les vrais lui défaillent.*

de la puissance des fausses croyances qui minent moral et santé : je suggère à ma patiente de mettre en pratique quelques idées inspirées tant de Montaigne que de la psychologie de ces « certitudes » pour mettre celles-ci de côté.

J'invite d'abord Marie à *écrire les croyances* les plus fausses ou les plus gênantes qu'elle identifie chez elle. Le philosophe s'est lui-même soumis à l'analyse de sa propre pensée à travers l'écriture. On retrouve aussi l'introspection et la découverte de soi par l'expression écrite dans les derniers protocoles de thérapie dialectique[1]. Même sans le talent de l'écrivain, chacun peut donc éprouver les bienfaits de cet exercice sur la santé. Si Marie veut s'approcher le plus possible de l'écriture sur soi à la Montaigne, elle peut noter dans un journal (qui sera forcément intime) combien de fois par jour, par semaine ou par an telle ou telle fausse croyance traverse son esprit. En le notant, elle estimera les causes et les effets de cette dernière :

— Quelles sont les situations les plus susceptibles de la déclencher ?

— À quelles actions dangereuses ou inutiles la conduit-elle ?

Toujours en suivant Montaigne, elle cherchera ensuite l'*origine de ses croyances*. Le penseur

1. Rebecca Mallett, Clodagh Coyle, Yingtu Kuang et David T. Gillanders, « Behind the masks : A cross-sectional study on intolerance of uncertainty, perceived vulnerability to disease and psychological flexibility in relation to state anxiety and wellbeing during the COVID-19 pandemic », *Journal of Contextual Behavioral Science*, n° 22, octobre 2021, p. 52-62.

expliquait les fausses croyances de son temps par la mode, la religion, le poids des conventions ou des événements marquants, la vie de la cour, ou les guerres. Reprenons l'histoire de César : l'empereur romain a voulu se venger du destin et de l'océan après avoir été pris dans une tempête. Il a construit en lui la croyance d'un destin défavorable, auquel il devait s'opposer par des pratiques magiques ou incantatoires. Chacun a, comme lui, traversé ses tempêtes, qui ont laissé derrière elles des certitudes ou des idées fausses.

Une autre leçon de Montaigne pour corriger ses croyances, après avoir remisé sa fierté, est *d'accepter de se contredire*. Le philosophe se l'applique à lui-même : il est capable de changer d'avis à l'intérieur d'un même essai. C'est sa manière de garder son esprit en éveil. Les cognitivistes suggèrent une autre méthode, testée et validée, pour changer d'avis ou de croyance : prononcer l'idée en question tout haut, seul ou en compagnie. Montaigne pouvait se parler à voix haute, dans sa bibliothèque, pour mieux se convaincre et réchauffer sa pensée. Marie, elle, trouve ridicule la perspective de parler toute seule à son miroir, dans sa salle de bains.

« Vous serez toujours moins ridicule, lui dis-je, que le roi perse Xerxès Ier, raillé par Montaigne. Après avoir rencontré des difficultés dans le détroit de l'Hellespont, il a fait fouetter la mer et lui a fait dire mille injures par ses soldats et serviteurs. »

Elle sourit.

Montaigne explique les thérapies cognitives

Le psychiatre Aaron Beck, autrefois professeur de psychiatrie à l'université de Pennsylvanie, est considéré comme le père de la psychothérapie cognitive. Mort à cent ans en 2021, il continue à inspirer celles et ceux qui cherchent des croyances apaisantes ou égayantes. Aaron Beck a identifié huit fausses croyances qui exposent à l'angoisse et à la tristesse. Quand on les corrige, on augmente le sentiment de bien-être et de santé[1].

1. La *surgénéralisation* consiste à considérer un cas singulier comme une règle générale. Après que quelqu'un a été désagréable, on en tire la conclusion que toutes les autres personnes que l'on rencontrera seront aussi désagréables. Montaigne « anti-généralise » en cherchant, pour chaque situation, un contre-exemple tiré de sa vie, de l'histoire de France ou de l'Antiquité.

2. L'*abstraction sélective* met en avant un détail négatif d'une situation et le sort de son contexte. Par exemple, quelqu'un passe une journée de vacances agréable. Celle-ci est troublée par un détail déplaisant, comme le fait de devoir chercher ses clés pendant plusieurs minutes. L'individu va en conclure que sa journée de vacances s'est mal passée, parce qu'il y a eu un moment où il n'a pas retrouvé ses clés. Montaigne

1. Anita Robert *et al.*, « Étude des profils de distorsion cognitive », art. cit.

nous apprend que l'on ne remarque pas spontanément les grâces (ou bons moments) que nous offrent nos proches ou le destin. On ne les voit que si elles sont « bouffies et enflées de manière artificielle. Celles qui coulent sous le naturel ou la simplicité échappent à une vue grossière comme l'est la nôtre[1] ». Les thérapies cognitives entraînent à repérer volontairement les réussites, grâces ou qualités pour contrer une tendance naturelle qui conduit à les négliger ou les ignorer.

3. L'*inférence arbitraire* est une fausse croyance que Montaigne attaque particulièrement. Elle consiste à formuler une conclusion sans lien logique avec la réalité. Pour Montaigne, beaucoup d'erreurs sont dues au fait que l'on nous apprend à craindre d'avouer notre ignorance. Il explique que « nous nous croyons obligés d'accepter ce que nous ne savons pas réfuter [...]. Les hommes font plus confiance à ce qu'ils ne comprennent pas[2]. » Un peu moins de confiance en son intelligence et un peu plus d'acceptation de ses limites intellectuelles protègent la santé.

4. La *personnalisation* conduit à se reprocher des accidents de la vie dont on n'est pas coupable. Une mère ou un père peuvent se reprocher que leur fils soit tombé en courant, en se disant qu'ils auraient pu soit le rattraper, soit ne pas le laisser sortir. La présence constante dans les *Essais* du poids du destin ou de la Fortune apaise cette croyance : « L'idée qui m'ôte toute peine [ou tendance au reproche après un

1. *De la physionomie.*
2. *Des boiteux.*

moment difficile] est que ce qui s'est passé [d'une manière] devait se passer ainsi [...]. Ma pensée ne peut pas, par souhait ou par imagination, en changer un seul point sans que tout l'ordre des choses soit bouleversé[1]. »

5. La *maximalisation du négatif* tend à exagérer un événement négatif mineur. Elle conduit à faire de la moindre erreur un désordre majeur gommant toutes les réussites précédentes. Montaigne invite à prendre du recul plutôt que de se focaliser sur ce qui ne s'est pas déroulé selon nos souhaits. Dans toutes ses affaires, quand elles sont passées et quelle que soit la façon dont cela s'est fait, il a peu de regrets.

6. La *minimisation des qualités* fait douter de ses ressources personnelles et empêche les réussites. Un étudiant venant d'obtenir une mauvaise note à un examen se convainc que toute son année est compromise par un seul échec. Dans l'essai *Des boiteux*, Montaigne s'autorise une expression forte, exemple d'anti-minimisation de ses qualités : « Je n'ai pas vu de prodige et de chose extraordinaire au monde plus évidents que moi-même. » Il tempère ce propos de manière plus réaliste et modeste, mais sans tomber dans le pessimisme : « Plus je me fréquente, plus je me connais [...], moins je comprends en moi. »

7. Le *style dichotomique* représente les situations de manière extrême ou absolue, sous la forme de tout ou

1. *Du repentir.*

rien. Par exemple : « Si je n'ai pas le temps de passer une heure avec un ami, mieux vaut ne pas le voir du tout. » La pensée volontairement ondoyante de Montaigne est une forme constante d'anti-dichotomie. « Le faux est si voisin du vrai que le sage ne doit pas se hasarder sur un terrain si escarpé [être sûr de l'un ou de l'autre]. La vérité et le mensonge ont des visages exactement semblables, un port, un goût et des allures pareilles. Nous les regardons d'un même œil[1]. »

8. Les *obligations injustifiées* consistent à s'imposer à soi-même des règles inutiles. Ces obligations sont des contraintes, des superstitions, des habitudes, des pratiques absurdes que l'on n'ose rompre, bien qu'elles coûtent du temps et de l'énergie. « Les autres [moralistes], dit Montaigne, contre ces obligations, façonnent l'homme [donnent des conseils aux hommes et aux femmes]. Moi, je le raconte. Et je peins un homme particulièrement bien mal formé. Si j'avais à le façonner de nouveau, je le ferais vraiment bien autre qu'il est. Mais désormais, c'est fait. [Il est comme il est][2]. »

Une psychologue de Tours, Anita Robert, vient de confirmer par une expérience réalisée chez 235 personnes que les fausses croyances augmentent tant l'anxiété que la tristesse. Elle a aussi démontré que la correction de ces croyances améliore le niveau global de santé du corps et de l'esprit. Elle propose à celles et ceux qui la consultent le schéma qui suit pour en sortir :

---

1. *Des boiteux.*
2. *Du repentir.*

Comment les croyances contrôlent les émotions

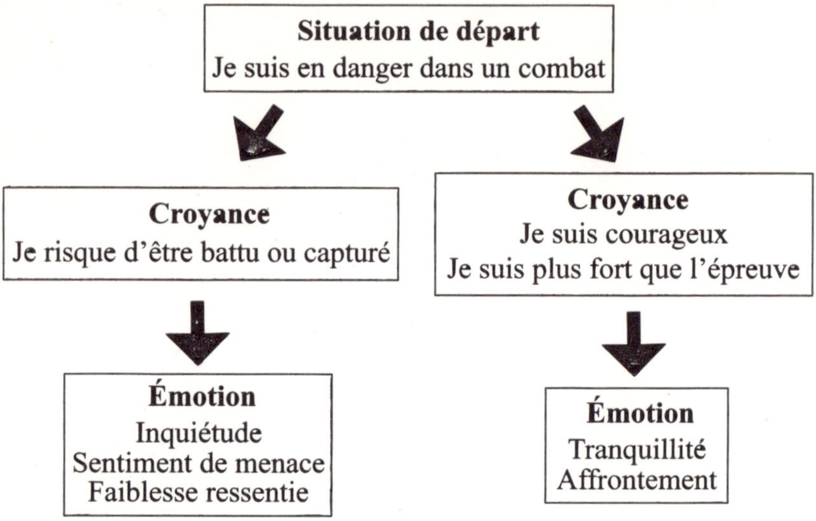

Marie a été troublée par le catalogue des fausses croyances décrites par Aaron Beck et les traitements intellectuels de Montaigne :

« Je me souviens de plus en plus nettement, me dit-elle, de la fin du mois d'août, il y a un an, quand mon esprit n'était traversé que par des certitudes angoissantes. J'ai connu en même temps la pensée dichotomique, la minimisation de mes qualités, et je me suis imposé des superstitions inutiles. C'est au même moment que sont apparus mes coups de tristesse. Je retrouve la date, le lieu. Il me manque juste l'événement précis qui a fait que tout a commencé. »

Cette résurgence de souvenirs ne me surprend pas. Elle prouve que Marie commence à regarder en elle, dans ses émotions et ses raisonnements. Je trouve quand même qu'elle va vite dans sa construction de liens de causalité. Son explication me paraît trop simple. Il y aurait selon elle une unique cause, un événement déclencheur à trouver. Il suffirait qu'elle s'en souvienne pour que ses angoisses s'éloignent. Tout cela ressemble trop à la psychologie ou la psychiatrie illustrées par le cinéma du siècle dernier. Je me surprends à exprimer malgré moi toutes les marques verbales et non verbales de l'agacement. Je tape sur la table avec l'index et j'enchaîne les questions fermées, exactement comme je déconseille de le faire aux jeunes médecins qui me demandent mon avis sur la conduite d'un entretien ou d'un échange. Nous devons d'urgence reconstruire, Marie et moi, un espace plus tranquille pour continuer à communiquer et découvrir la suite des histoires et conseils de Montaigne.

« J'insiste, me dit Marie. Vous cherchez des mécanismes compliqués. J'attends de retrouver une cause, un événement qui a tout déclenché. Nous verrons bien qui de vous ou de moi aura raison. »

Les charmes de l'instant présent : essayer l'anti-anticipation

Marie se demande quel tour vont prendre nos échanges, maintenant qu'elle approche l'origine de ses angoisses. Constatant qu'elle a l'air ailleurs, comme si elle se projetait déjà dans le futur, je lui dis que c'est le bon moment pour partager avec elle ce que Montaigne explique des bienfaits de l'anti-anticipation.

À la manière d'un maître zen, l'ancien maire de Bordeaux prône l'instant présent dans l'essai *Nos affections s'emportent au-delà de nous* : « Nous ne sommes jamais chez nous, nous sommes au-delà. La crainte, le désir, l'espérance nous lancent vers l'avenir et nous dérobent le sentiment et la considération de ce qui est pour nous amuser […]. Un esprit soucieux de l'avenir est malheureux. » Le penseur chinois Lao Tseu, né au ve siècle avant l'ère chrétienne, aurait pu inspirer Montaigne, lui qui insistait déjà sur l'importance de l'instant présent plus que du futur : « Si tu es déprimé, tu vis dans le passé. Si tu es anxieux, tu vis dans le futur. Si tu es en paix, tu vis dans le présent. »

Montaigne se rapproche encore plus du présent dans l'essai *De la présomption*. En général, dit-il, le jeu n'en vaut pas la chandelle. La crainte de la chute donne plus de trouble que le coup reçu en tombant. L'avare souffre plus de sa passion de l'argent que le pauvre de sa misère, et le jaloux est plus angoissé que le cocu. Il y a souvent moins de désagrément à perdre une de ses propriétés, par exemple une vigne, qu'à faire un procès pendant plusieurs années pour la garder.

Montaigne tenait pour une des bases de la souffrance l'envie ou le besoin d'anticiper : « Ceux qui blâment les hommes de désirer toujours des choses futures et qui nous apprennent à nous saisir des biens présents, à nous arrêter à [nous contenter de] leur possession, en considérant que nous n'avons aucune prise sur ce qui est à venir, [ceux-là] mettent le doigt sur la plus commune des erreurs humaines[1]. » Cette erreur est pour Montaigne de n'être jamais chez soi et toujours au-delà et de s'amuser avec ce qui sera.

---

1. *Nos affections s'emportent au-delà de nous.*

Une étude réalisée auprès de 250 étudiants américains a montré que les jeunes gens les plus investis dans l'instant présent avaient mieux résisté au stress de la pandémie[1]. Ils ont moins souffert d'anxiété ou de dépression, et étaient moins tétanisés devant les projections pessimistes portées par la presse ou les experts. Ils restaient, leur aurait dit Montaigne, chez eux, dans leur temps et pas au-delà. Bien d'autres observations vont dans le même sens. On est en meilleure santé quand on vit dans la pleine conscience de son corps, de sa respiration, de ses mouvements, de la présence de celles et ceux qui donnent du sens à la vie.

Se connaître : une condition pour profiter de l'instant présent

Il n'est pas facile de se reconnecter à son présent quand on a pris l'habitude de le fuir dans le souvenir ou l'anticipation. Les premiers contacts avec l'instant présent sont impossibles ou décevants s'ils ne sont pas accompagnés de la précaution indiquée par Montaigne : se connaître soi-même avant d'espérer se recentrer sur ce que l'on vit actuellement. En se connaissant, on fait la différence entre soi et les autres. Celui qui se connaît ne prend plus pour lui-même ce qui concerne les autres. Il s'aime plus que toute chose

1. Amanda J. Dillard et Brian P. Meier, « Trait mindfulness is negatively associated with distress related to COVID-19 », *Personality and Individual Differences*, n° 179, septembre 2021.

et se donne tous les soins. Il refuse les occupations superflues et les pensées et jugements inutiles[1].

Toujours paradoxal et souple dans ses prescriptions, le philosophe autorise, entre deux temps de concentration, des échappées vers la rêverie. La capacité à être distrait est aussi importante pour la santé que la pleine conscience : « Celui qui a sa pensée ailleurs ne manquera pas de faire, à un pouce près, toujours le même nombre de pas, de la même longueur, à l'endroit où il se promène. S'il fait attention à mesurer ses pas et à les compter, il s'apercevra que ce qu'il réussissait naturellement et par hasard, il ne le fera pas aussi exactement par dessein [en se concentrant][2]. »

Ces temps de rêverie sont comme une « arrière-boutique » rien qu'à soi, dans laquelle on établit sa vraie liberté. C'est dans cette arrière-boutique qu'il faut prendre l'habitude de discuter avec soi-même, de parler, de rire. Il faut s'entraîner, dans ce jardin secret, à être sans famille, sans enfants, sans biens : « Quand il nous arrivera de perdre [tout ce qui est à nous], ce ne sera pas une situation nouvelle que de nous en passer[3]. »

Marie me dit qu'elle subit, à chaque fois qu'elle essaie de se concentrer sur l'instant présent, un assaut de pensées parasites :

« Je ferme les yeux et j'espère vider mon cerveau. C'est l'inverse qui se passe : je vois arriver des images de ce qui me préoccupe. Je pense à ce que je dois

1. *Nos affections s'emportent au-delà de nous.*
2. *De la présomption.*
3. *De la solitude.*

faire le jour même et dans la semaine. Soit je ne me connais pas assez, soit je ne suis pas équipée pour cet exercice. »

Montaigne illustre l'inutilité de l'anticipation

L'anti-anticipation n'est pas une aptitude innée. Elle s'entraîne en commençant, de manière raisonnable, par mesurer l'inutilité de l'anticipation. Il n'est pas si évident de renoncer à maîtriser ce qui n'est pas à sa portée. Montaigne donne tort à ceux qui cherchent à tout contrôler en démontrant l'absurdité de leurs actions : il se sert pour cela de l'histoire de Jean Zizka, un guerrier du royaume de Bohème ayant vécu au XIVe siècle. Jean Zizka voulait que ses frères d'arme l'écorchent après sa mort, et que de sa peau ils fassent un tambourin dont ils joueraient au moment de partir à la guerre contre ses ennemis. Il estimait que cette relique contribuerait à la victoire des soldats de son armée, même une fois qu'il serait décédé.

Certains Indiens portaient, en allant au combat contre les Espagnols, les ossements de l'un de leurs chefs, en espérant que la chance que celui-ci avait eue de son vivant ne les quitterait pas. D'autres peuples emportaient à la guerre les corps des hommes vaillants qui étaient morts, pour leur servir d'encouragement. « Édouard Ier, roi d'Angleterre […], attribuait toujours la victoire au fait qu'il menait l'entreprise en personne. À l'heure de sa mort, il fit prendre à son fils par serment solennel l'engagement de faire bouillir son corps quand il aurait trépassé pour séparer la chair et les os. Les os, il devait les conserver pour les emporter dans son armée toutes les fois qu'il lui arriverait d'avoir une guerre contre les Écossais, comme si la destinée avait fatalement attaché la victoire à ses membres. »

Marie se reconnaît dans l'excès d'anticipation. Elle voit dans sa vie récente des situations qu'elle a rendues plus difficiles ou plus angoissantes en essayant de tout prévoir :

« Le jour où un ami proche est arrivé en retard à un rendez-vous, la semaine dernière, j'ai vraiment anticipé le pire. Mon cerveau a produit des scènes d'horreur. Quand il est apparu après m'avoir expliqué qu'il s'était un peu perdu en chemin, je n'ai pas osé lui dire tout ce à quoi j'avais pu penser en un quart d'heure. »

Quelques folles anticipations

Nous rencontrons dans les *Essais* des formes étonnantes de « névroses du futur », que Montaigne va chercher non plus dans la superstition des guerriers, mais parmi les caprices des rois. Leur bizarrerie, leur inutilité en font de véritables plaidoyers pour l'anti-anticipation. Indirectement, elles invitent à se fixer en pleine conscience sur l'instant présent. Le philosophe défend la méditation, non pas de manière classique en apprenant à se concentrer sur ses sensations physiques ou ses pensées, mais en démontrant l'inanité des projections sur l'avenir.

1. *La pudeur posthume.* Le modèle de la pudeur posthume est porté par un descendant de Charles Quint, l'empereur Maximilien. Ce souverain était à la fois beau et maladivement pudique. Il était bien différent des monarques qui allaient lui succéder : ses héritiers recevraient leurs courtisans installés sur leur chaise percée, ou les convieraient à leurs habillages ou déshabillages. « L'empereur Maximilien n'avait jamais admis de valet dans son intimité. Il se dissimulait pour uriner [...] et ne montrait à personne les parties de son corps que l'on a coutume de garder cachées. Il a ordonné par des paroles expresses de son testament qu'on lui attache des caleçons quand il serait mort. Il aurait dû ajouter, note Montaigne en se moquant, que celui qui les lui mettrait devrait avoir les yeux bandés[1]. » Montaigne, lui aussi, est pudique. Il a la bouche effrontée, mais il ne montre son corps que par nécessité ou dans ce qu'il appelle ses temps de volupté. Il ne fait voir à personne les membres que l'habitude ordonne de dissimuler. Pourtant, il ne comprend pas et ne justifie pas la prolongation de cette pudeur royale une fois décédé.

2. *La gloire après la mort.* Un autre exemple d'anticipation aussi héroïque que dérisoire lui est inspiré par la mort du capitaine Bayard. Il ne suffisait pas à ce dernier d'être un guerrier « sans peur et sans reproche » de son vivant. Il a voulu le rester même après : « Le capitaine Bayard s'est senti blessé à mort par un coup d'arquebuse. Il a reçu le conseil de se retirer de la mêlée [ou bataille]. Bayard a répondu

1. *Nos affections s'emportent au-delà de nous.*

qu'il ne commencerait pas sur sa fin à tourner le dos à l'ennemi. Après avoir combattu jusqu'au bout de ses forces, se sentant défaillir et prêt à tomber de son cheval, il a commandé à son majordome d'être couché au pied d'un arbre. » Le capitaine Bayard a exigé de mourir le visage tourné vers l'ennemi. Et c'est ainsi qu'il est mort.

3. *L'envie d'obsèques mondaines*. Montaigne voit dans ce caprice le plus grand des arguments contre l'anticipation. Qui peut sérieusement s'inquiéter des personnes présentes à ses obsèques, sinon une femme ou un homme plus absorbé par le futur que par le présent ? Le souci des funérailles a justement obsédé un proche de l'auteur des *Essais*, qui, l'ayant observé, se moque rétrospectivement de son appétit morbide pour l'anticipation. Ce grand personnage de son temps a occupé les dernières heures de sa vie à organiser son enterrement. Il suppliait ses proches de s'engager à être présents à ses obsèques, les y invitant avec ferveur comme à une fête dont il tenait à maîtriser le déroulement. Montaigne se demande s'il craignait d'être seul ou de s'y ennuyer, faute de bonne compagnie… « Il a ordonné aux gens de sa maison de se trouver à ses obsèques. Il a employé plusieurs arguments pour prouver que c'était un honneur qui était dû à un homme comme lui. Puis il a semblé expirer content après avoir obtenu cette promesse [de ses proches sur ses obsèques]. Je n'ai jamais vu de vanité aussi persévérante[1]. »

1. *Nos affections s'emportent au-delà de nous.*

Une plus grande tranquillité appartient à celles et ceux qui pratiquent l'anti-anticipation, le lâcher-prise, la modestie et la concentration sur le présent. « Le soin des funérailles, le choix de la sépulture, la pompe des obsèques sont plutôt la consolation des vivants qu'un secours pour les morts. Socrate répondait [à ceux qui lui demandaient comment il voulait être enterré] : "Comme vous le voudrez." »

Affronter la vraie raison du besoin d'anticipation

La peur ultime, qui se manifeste dans l'envie de maîtriser le futur, c'est la peur de la mort. Montaigne justifie ainsi le besoin de se fuir et d'être toujours au-delà de soi. Les psychiatres appellent complexe universel cette inquiétude fondamentale à laquelle aucun de nous n'échappe. Nous craignons tous la mort ou la maladie, pour nous et pour nos proches. Soit nous affrontons cette peur avec nos ressources d'intelligence et d'émotion, soit nous la nions, soit encore nous la déplaçons vers le besoin d'anticiper. On transforme ainsi sans le savoir en une préoccupation socialement acceptable – « Que sera mon avenir ? » – la terreur la plus archaïque et inavouable : « Comment tolérer sereinement la fin prochaine et inévitable de mon existence ? »

Montaigne ne détient pas de recette magique pour délivrer du complexe universel. Il suggère seulement sur la mort quelques idées qui en rendent la perspective un peu moins sombre. Il rappelle certains exemples de disparitions voluptueuses, comme celle des « comourants » que furent Antoine et Cléopâtre. Ces deux-là se sont suicidés ensemble après que leur armée a été défaite par Octave en 31 avant l'ère chrétienne. « [L'écrivain] Pétronius, à Rome, obligé de se donner la mort, a endormi celle-ci par la douceur de ses préparatifs. Il l'a fait couler et glisser au milieu de ses passe-temps habituels, parmi des filles qui le charmaient et de bons compagnons. Il n'a pas pris le temps de réfléchir sur sa condition future, n'a pas essayé d'être ferme face au destin. Pétronius a plutôt anticipé la mort au milieu de jeux, de festins, de facéties et de conversations ordinaires, avec de la musique et des vers amoureux[1]. »

Montaigne donne également l'exemple de Canius Julius, condamné à mort par Caligula, qui était parvenu à remplacer sa peur du décès par une curiosité pour l'au-delà. Interrogé par un philosophe sur ses pensées avant l'exécution, il aurait répondu : « Je pense à me tenir prêt et tendu de toute ma force pour voir si, dans l'instant de la mort, si court et si bref, je pourrai voir quelque déménagement [mon âme se déloger de mon corps]. Si j'apprends quelque chose à ce sujet, je reviendrai si c'est possible en donner l'information à mes amis[2]. »

Pour Montaigne, affronter la perspective de la fin de l'existence vaut mieux que fuir face à l'imparable. Dans *Que philosopher, c'est apprendre à mourir*, il met en place une méthode contre l'angoisse de mort : on se sent mieux quand on est prêt à mourir à tout

1. *De la vanité.*
2. *De l'exercice.*

moment, n'importe où, au milieu de n'importe quelle activité. C'est une stupidité de ne pas y penser. « Les Égyptiens, après leurs festins, faisaient présenter aux assistants une grande image de la mort par un homme qui leur criait : "Bois et réjouis-toi, car mort tu seras comme cela." »

Quand la perspective de la mort est présente et tolérable au quotidien, l'échéance devient pour Montaigne plus supportable. Tout est bon pour rendre la cohabitation avec l'idée de la fin la plus tranquille possible. L'essai *Que philosopher, c'est apprendre à mourir* prescrit des exercices applicables encore aujourd'hui et toujours apaisants :

— on peut *jardiner* pour chasser la peur de la mort : « Je veux que la mort me trouve en train de planter mes choux, sans me soucier d'elle et encore plus de mon jardin inachevé » ;

— on se console en se disant qu'*on ne meurt qu'une fois et souvent rapidement*. Aucune situation ne peut être si pénible quand elle n'a lieu qu'une fois. Dites-vous qu'il n'est pas raisonnable de craindre si longtemps dans sa vie un temps si bref ;

— pour finir, l'idée d'une vie courte ou longue est *subjective*. « Il y a des petites bêtes qui ne vivent qu'un jour. Celle qui meurt à 8 heures du matin meurt dans sa jeunesse. Celle qui meurt à 5 heures du soir part dans sa décrépitude. » Notre vie ressemble à celle de ces bêtes : « Le plus ou le moins dans la durée de notre vie est aussi risible que chez elles [...]. Comparons [la durée de notre vie] à l'éternité ou encore à la durée des montagnes, des rivières, des étoiles, des arbres et même de quelques animaux. »

Montaigne a lui-même des préférences et des anticipations sur le lieu de sa propre mort. S'il avait à choisir, il mourrait plutôt à cheval que dans un lit. Il quitterait le monde en dehors de sa maison pour ne pas avoir à prendre congé de ses amis. Même en voyage, Montaigne choisit des villégiatures dans lesquelles il sera bien installé pour mourir. Il trouve des pièces ou des maisons sans bruit, qui ne soient pas sales, enfumées ou manquant d'air : « Je cherche à séduire la mort par ces frivoles circonstances [ou frivolités] afin que je n'aie à porter attention qu'à elle qui pèsera déjà assez sur moi quand elle arrivera[1]. »

Apprendre à vivre l'instant présent en pleine conscience

Marie est convaincue par les arguments du philosophe contre l'anticipation. Se pose maintenant à elle la question de savoir comment réinvestir l'instant présent.

Salla-Maarit Volanen est chercheuse en Finlande. Elle a démontré que la capacité à investir le présent est une aptitude importante, à laquelle il faut s'entraîner pour augmenter la résilience et le sentiment de bien-être[2]. Cet effet s'observe à tout âge.

---

1. *De la vanité.*

2. S.-M. Volanen, M. Lassander, N. Hankonen, P. Santalahti, M. Hintsanen, N. Simonsen, A. Raevuori, S. Mullola, T. Vahlberg, A. But et S. Suominen, « Healthy learning mind – Effectiveness of a mindfulness program on mental health compared to a relaxation program and teaching as usual in schools : A cluster-randomised controlled trial », *Journal of Affective Disorders*, n° 260, janvier 2020, p. 660-669.

Salla-Maarit Volanen en a exposé les principes à 3 520 volontaires finlandais, en leur demandant d'apprendre à :

— être ouverts aux expériences quotidiennes ;
— ne pas juger ;
— développer leur acceptation des événements et des personnes ;
— cultiver un regard chaleureux et amical ;
— entretenir leur curiosité.

Elle a incité celles et ceux qu'elle a accompagnés à pratiquer des exercices d'ouverture au présent et aux émotions cinq fois par semaine, pendant trois à quinze minutes. L'effet a été significatif, tant sur l'impression de bien-être que sur la capacité à résister au stress ou à l'imprévu.

Une autre étude sur l'instant présent apprend que l'on se découvre autant par hasard que par l'effort. Vous voulez connaître vos vraies pensées ? Surtout, ne les cherchez pas. Laissez votre conscience vagabonder, vos pensées secrètes se révéleront et prendront le dessus. Le syndrome de la concentration paradoxale sous la douche prolonge cette réflexion de Montaigne. C'est au moment le moins propice et le moins attendu que surgissent des idées originales ou des révélations sur ce qui préoccupe vraiment.

Montaigne applique à sa manière la pleine conscience au quotidien : « Quand je danse, je danse. Quand je dors, je dors. Et quand je me promène tout seul dans un beau jardin [, je vis l'instant présent]. Si mes pensées sont occupées par d'autres thèmes [que la promenade] quelque partie du temps, je les ramène à la promenade, au jardin, à la douceur de la solitude et à moi. [Quand on jouit pleinement de la nature et des plaisirs,] on ne relâche pas son âme, on la raidit[1]. »

Pour calmer l'anticipation et retrouver le présent, la musique est une alliée précieuse, à laquelle Montaigne a été exposé dès son enfance. Son père ordonnait qu'on le réveille avec de douces mélodies, pour ne pas le brusquer dès le matin. Stefan Zweig raconte dans sa biographie ces aubes enchantées : « Flûtistes ou violonistes attendent autour du lit de l'enfant qu'on leur donne le signal de sortir doucement Michel de ses rêves au moyen d'une mélodie. Cette affectueuse habitude est observée avec un soin extrême. Aucun fils de roi bourbon, aucun rejeton impérial des Habsbourg n'a été élevé avec autant d'égards que ce petit-fils d'un marchand de poisson gascon et d'un courtier juif. »

Quelques liens permettent de retrouver les musiques contemporaines de Montaigne, qu'il utilisait peut-être, en amateur, pour goûter mieux son présent et fuir l'anticipation :

— Girolamo Frescobaldi
www.youtube.com/watch?v=ErHCnTzbLdo
— Giovanni da Palestrina
www.youtube.com/watch?v=PQo_LirQY-k
— Giovanni Gabrieli
www.youtube.com/watch?v=dsH2AR01F6I

Pour continuer à se rapprocher du présent et anticiper de moins en moins, Montaigne donne une dernière leçon : renoncer à ses *superstitions* et aux *pronostications*. L'esprit satisfait du présent ne croit pas aux

1. *De l'expérience*.

diseurs de bonne aventure qui lui prédisent l'avenir. L'inverse est vrai aussi : plus on fait confiance aux pronostications et superstitions, moins on investit son quotidien et plus on est anxieux. Les Grecs prédisaient l'avenir à partir « du trépignement des poulets, du vol des oiseaux, des foudres, du tournoiement des rivières [...]. Pourquoi ajouter aux maux des mortels [que nous sommes] un nouveau souci[, à savoir] la connaissance par de cruels présages des malheurs à venir ? » Montaigne trouve qu'il vaut mieux que le sort nous soit imprévu quoi qu'il nous prépare. Il est plus confortable que l'âme humaine soit aveugle sur son avenir et qu'il soit permis à l'homme d'espérer. « Il n'est pas utile de savoir ce qui va arriver. C'est une misère de se tourmenter sans profit[1]. »

Les coutumes de divination de l'Antiquité et même du XVIe siècle de Montaigne apparaissent aujourd'hui absurdes. Nous en avons pourtant adopté, en réponse aux menaces quotidiennes, d'autres moins spectaculaires mais tout aussi aberrantes. En plus de l'examen de nos croyances et émotions, celui de nos anticipations et pronostications inutiles allège l'esprit et oriente vers une conscience plus sereine du présent.

Les exercices modernes de Marie pour une anti-anticipation productive

À l'occasion d'un des stages de *team building* et de motivation dont son entreprise a le secret, Marie a reçu un guide de « méditation pour tous ». Il était

1. *Des pronostications.*

censé lui apprendre à mieux profiter de l'instant présent. Le document contenait quelques exercices à pratiquer tous les jours, assortis de schémas et de listes de conseils directifs. L'objet lui-même, par sa forme et son fond, a agacé Marie, qui l'a trouvé trop coloré, trop illustré et finalement trop naïf. Tout l'inverse de ce qu'elle perçoit de Montaigne. Elle sort néanmoins de son téléphone les meilleures recettes de son guide pour que nous testions ensemble ces exercices d'anti-anticipation productive.

Le manuel promettait en toute modestie d'aider à « développer sa productivité émotionnelle ». Nous passons rapidement sur l'introduction comparant hémisphère mineur (droit) et hémisphère raisonnable (gauche) pour en arriver aux entraînements à pratiquer chaque jour. Ma patiente joue au *coach* en me lisant les questions à haute voix :

« Avez-vous envie de changer votre relation au présent, de le redécouvrir et de chausser de nouvelles chaussures mentales ?

— J'en ai toujours rêvé.

— Premier exercice, me dit Marie. Cherchez votre dernier conflit avec un ami ou un collègue. Ne réfléchissez pas, ne faites aucun plan. Appelez immédiatement cet ami ou ce collègue pour solder le conflit, même si vous n'êtes pas certain de sa réaction et même si vous avez peur de ne pas pouvoir le convaincre. Le but de l'exercice n'est pas de régler au mieux le conflit, mais de vous habituer à la confrontation et à la mise en danger.

— Vous croyez que cet exercice est meilleur que celui de Montaigne ?

— Si vous en doutez, essayez-en un deuxième. Déléguez vraiment une activité à une personne de votre entourage, en acceptant que le travail soit moins bien fait que si vous l'aviez fait vous-même. »

Marie reprend son souffle.

« Attendez de connaître les derniers conseils de mon cahier de redécouverte du temps présent :

— choisir un livre, un film ou une destination de vacances sans s'être assuré au préalable de ne pas se tromper ;

— s'interdire pendant une semaine les questions que l'on pose habituellement à son entourage pour se rassurer ;

— arriver en retard, manquer une obligation et ne pas s'excuser ;

— sortir de chez soi sans rien vérifier, ni la porte ni les lumières. »

Marie et moi convenons que les exemples d'anti-anticipation dc Montaigne, bien que plus éloignés de notre époque, sont autrement convaincants. Ils poursuivent le même objectif en mobilisant plus d'émotion et de réflexion. En outre, les histoires sur lesquelles ils s'appuient se révèlent plus amusantes et étonnantes que les applications à la vie de bureau ou à la productivité.

Les Essais*, un antidépresseur naturel*

Marie revient me voir après avoir appliqué les exercices de Montaigne sur l'instant présent. Elle me raconte s'être installée dans son fauteuil préféré pour écouter en pleine conscience les musiques du siècle des *Essais*. Alors qu'elle espérait éprouver de la sérénité, elle s'est sentie envahie par de la tristesse et par la peur de mourir.

« Je me suis retrouvée, dit-elle, face à un moment que j'avais oublié, datant de mes dernières vacances. J'ai été à proximité de la mort. J'ai vu une image de plage en plein soleil, et mes mains tremblantes. Vous m'aviez parlé de cohérence : je n'en vois aucune entre cette vision de sable et de mer bleue, et mon émotion glaçante. Les détails me manquent encore, mais j'ai bien ressenti la menace. Quand elle s'est éloignée, c'est la tristesse qui l'a remplacée. »

Congédier sa tristesse sans médicament ?

Montaigne donne sur la tristesse des explications et livre des techniques pour la tenir en respect. Il pose d'abord quelques principes de santé des émotions :

— un accès de tristesse n'a rien d'inquiétant, alors qu'une humeur triste permanente peut indiquer la présence d'une dépression ;

— on peut, en agissant sur ses coutumes et habitudes, ne pas s'installer avec complaisance dans ses émotions négatives ;

— celles et ceux qui croient que la vie normale de l'esprit consiste en un état de bonheur permanent se maltraitent en allant contre leur nature d'être humain inquiet, mortel et toujours ballotté par des événements imprévisibles. « Qui craint de souffrir, souffre déjà de ce qu'il craint[1]. »

---

1. *De l'expérience.*

Ne plus aimer sa tristesse

Pour aller bien, conseille Montaigne, il faut s'entraîner à la fois à :

— ne plus aimer sa tristesse ;

— ne pas chercher à l'affronter en permanence ;

— ne pas essayer de la chasser quand elle est justifiée.

Les travaux les plus récents sur la santé du corps et de l'esprit confirment le caractère inconstant de ce dernier. Ils fondent sur de nouveaux principes, inspirés de Montaigne, un « anti-développement personnel » moins contraignant. Il faut, pour en bénéficier, accepter que :

— chercher le bonheur de manière trop acharnée en niant la réalité attriste et fatigue ;

— courir après un modèle d'épanouissement complet de l'existence est une cause perdue ;

— on n'utilise jamais tous ses talents et on n'accomplit pas tous ses rêves ;

— les défauts sont une part importante de l'identité et de la personnalité ;

— le stress reste une expérience désagréable et ne peut pas se positiver à chaque fois.

Les *Essais*, comme la vie de Montaigne, illustrent et incarnent ces principes d'un bonheur adulte, relatif et sans attente d'une euphorie perpétuelle. Malgré les épreuves, le philosophe n'a pas adopté la tristesse comme mode de relation privilégié au monde ou comme manière de penser et de communiquer. Il n'a pas non plus cherché à faire son miel de ses épreuves. Il écrit dans l'essai *De la tristesse* : « Je suis des plus exempts de ce sentiment [...]. La considérant comme toujours lâche et basse, les stoïciens défendent à leurs disciples d'éprouver de la tristesse. » Montaigne attaque l'idée d'une tristesse qui pourrait être productive : « Je n'aime ni estime la tristesse bien que les hommes aient pris le parti [...] de l'honorer d'une faveur particulière. [Je suis en désaccord avec ceux qui] en habillent la sagesse, la vertu, la conscience. [C'est un] sot et monstrueux ornement [...]. Les Italiens ont baptisé la tristesse du nom de méchanceté. C'est une manière d'être toujours nuisible et toujours folle. »

Qui oserait poser à un ou une amie tout le temps malheureux la question fatidique de Montaigne : « Au fait, aimez-vous votre tristesse ? Avez-vous fini par la considérer comme une de vos qualités ? » Dans mes consultations, j'ai besoin, avec celle ou celui qui se présente comme morose depuis toujours, d'un temps d'apprivoisement avant de lui demander ce que le philosophe énonce de manière si directe.

Marie m'interrompt pour me dire que, même si elle se sent triste parfois, elle n'a pas l'impression, en tout cas pas consciemment, d'aimer sa tristesse. Elle est à la recherche de ce qui lui permettra de chasser cette sensation, qui ne lui plaît pas.

En suivant Montaigne, je lui suggère trois idées contre-intuitives et pourtant indispensables pour éloigner ce fléau :

— l'absence de tristesse est plus précieuse que le bonheur ;

— il vaut mieux se séparer de sa tristesse, la tenir la plus éloignée possible, plutôt que de chercher à la transformer en qualité ou en aide à l'épanouissement ;

— la tristesse n'est pas une preuve de raffinement. Elle peut et doit être combattue quand elle arrive. Il faut la reconnaître pour ce qu'elle est : un poison de l'âme et du corps.

Même pour ceux qui ne se complaisent pas dans leur tristesse, le vrai désamour de celle-ci n'est pas simple à mettre en place. Montaigne invite à faire des accès de tristesse des événements ponctuels, des notes isolées plutôt qu'une ligne mélodique qui tournerait en permanence dans l'esprit ou qu'on chercherait quand elle est absente. La médecine moderne va dans le même sens en démontrant comment la gaieté est meilleure pour la santé que la dépression ou l'angoisse. Aucune tristesse, même la plus raffinée, la plus artistique, ne fait du bien sitôt qu'elle dure.

Ne plus être surpris par sa tristesse

Dès que l'on commence à observer ses accès de tristesse, à en parler sans s'y installer, on enlève à cette émotion ce qui lui donne son plus grand pouvoir d'emprise : *l'effet de surprise*. Les tristesses les plus violentes sont pour Montaigne les plus imprévisibles, déclenchées par une crise ou un événement imprévu. En avance sur son époque, Montaigne met en parallèle la tristesse et la joie. Il trouve, avant les recherches sur la biologie des humeurs euphoriques ou dépressives, que les deux états d'âme, quand ils sont forts et imprévus, nous bouleversent tout autant. Une femme romaine est morte, surprise du bonheur de voir son fils revenir d'une bataille à Cannes qui avait été une déroute pour toute l'armée. Le pape Léon X, en apprenant la prise de Milan, qu'il avait souhaitée, est entré dans un tel état de joie que la fièvre l'a pris et qu'il en est décédé.

La psychologie des croyances nous apprend que les humeurs dépendent, entre autres, de la manière dont on raisonne et interprète les événements. *De la tristesse* raconte comment celle-ci peut venir d'un moment où le raisonnement est pris en défaut. Remarquons avec Montaigne que, indépendamment des événements extérieurs qui nous assaillent, on peut ou non décider de faire durer ou d'augmenter en soi les effets de ses coups de tristesse. Au travail ou dans la vie intime, « nous ne sommes ingénieux qu'à nous malmener ». Montaigne ajoute dans son *Apologie de Raymond Sebond* que « la présomption [à l'origine de la déception et de la tristesse] est notre maladie naturelle et originelle. La plus calamiteuse et fragile ou [malheureuse et frêle] de toutes les créatures, c'est l'homme, et c'est en même temps la plus orgueilleuse. Elle se sent et voit logée au milieu de l'ordure du monde [...], attachée à la plus morte et la plus croupissante partie de l'univers, au dernier étage du logis, le plus éloigné de la voûte céleste [...]. Et pourtant elle se place, selon sa pensée, au-dessus de la lune, et elle ramène le ciel sous ses pieds. » Si l'on en croit Montaigne, la faible créature que nous sommes ne devrait pas être surprise par ses accès de tristesse si elle s'estimait avec justesse. Mieux, elle pourrait s'entraîner au désamour des poisons de l'esprit.

Exercices d'anti-tristesse inspirés de Montaigne

Marie est convaincue par le réquisitoire anti-complaisance et anti-tristesse de Montaigne. Nous cherchons ensemble quelques expériences pour le mettre en pratique et l'adapter à la vie actuelle. Voici les premiers exemples que nous trouvons et que ma patiente se promet d'essayer :

1. *Perdre l'habitude de se dire triste ou de se présenter comme triste.* Celles et ceux qui répondent systématiquement à la question « Comment vas-tu ? » par « On fait aller » ne mettent pas le maximum de chances de leur côté. L'objectif n'est pas de contrefaire la bonne humeur quand on se sent découragé, mais de ne pas avoir comme seule identité celle d'une femme ou d'un homme au bout du rouleau. L'individu équilibré, selon Montaigne, reconnaît ses faiblesses, accepte de pleurer, parce que c'est un comportement en rapport avec sa faiblesse[1], mais ne se présente pas comme un mélancolique chronique.

2. *Écarter les sources modernes de tristesse.* Elles se retrouvent aujourd'hui dans l'engouement pour :
— les faits divers lugubres ;
— les rumeurs et théories complotistes ;

1. *Apologie de Raymond Sebond.*

— les programmes télévisés ou les méthodes de vie imposant une euphorie aussi perpétuelle qu'artificielle. Dans un siècle aussi largement malmené que le nôtre, Montaigne cultive plutôt les occasions de rire et de faire bonne chère avec sa famille ou ses amis.

3. *Fermer son « musée personnel de tristesse »*. Il contient, selon les goûts, des musiques mélancoliques, des photographies déprimantes, des images sombres et des souvenirs d'échecs que certains trouvent élégant et moderne de protéger comme des trésors. Avec Montaigne, il n'est pas interdit de raconter aussi ses qualités et ses motifs de fierté.

4. *Traiter la tristesse comme une voix étrangère.* L'image de la voix étrangère est issue des recherches les plus récentes en psychologie cognitive. Il s'agit de considérer la tristesse comme une voix qui ne nous appartient pas, qui se trompe et nous trompe, et que l'on a le droit de refuser d'écouter. Certains programmes de psychologie des croyances suggèrent même de donner à sa tristesse un nom méprisant ou moqueur. Pour rejoindre la psychologie actuelle et Montaigne, on pourrait donner à la voix de la tristesse le nom de « voix de la méchanceté ».

Combattre le pessimisme en même temps que la tristesse

La majorité des *Essais* invitent à l'optimisme. Montaigne s'acharnait à croire et faire croire en l'avenir. Il est resté optimiste, confiant dans son destin personnel, dans celui de la ville de Bordeaux, celui de son pays et dans l'existence en général. Faute de pouvoir agir sur les contraintes subies, il changeait son regard sur les épreuves : « Ne pouvant régler les événements, je me règle moi-même et je m'adapte à eux s'ils ne s'adaptent pas à moi[1]. »

Marie n'est pas très à l'aise avec l'idée d'un optimisme que l'on s'imposerait ou que l'on rechercherait activement. Elle trouve que les plus optimistes, les éternels insouciants, horripilent par leur sourire figé et n'enregistrent qu'une partie de la réalité. J'essaie de la convaincre que l'optimisme volontariste de Montaigne n'a rien de cette naïveté réjouie qui m'agace autant qu'elle. L'auteur des *Essais* voit l'espoir comme une obligation morale, et le pessimisme comme une faille intellectuelle ou une faiblesse de raisonnement.

Dans sa charge de maire de Bordeaux et comme négociateur entre princes et ambassadeurs, Montaigne fait de l'optimisme un projet politique et une méthode de travail. Il aurait été conforté par les dernières recherches sur la tristesse et le pessimisme : il aurait en effet appris avec grand plaisir que la tristesse que l'on projette sur l'avenir, l'anticipation de catastrophes personnelles ou collectives, est un déterminant de nombreuses maladies. La tristesse et le pessimisme isolent et appauvrissent. Les plus tristes, dans toutes les entreprises, sont moins bien reconnus que les plus gais. Une demande de promotion est mieux entendue quand elle est exprimée

1. *De la présomption.*

avec un minimum d'entrain et avec l'espoir qu'elle sera satisfaite.

Un faisceau de recherches médicales récentes pointe d'autres dangers auxquels sont exposés celles et ceux qui entretiennent leur tristesse. Cette disposition d'esprit fait monter le taux d'adrénaline, une molécule toxique pour le cœur et les vaisseaux. Une étude étonnante a montré que le pessimisme et la passion pour la tristesse augmentent aussi la tendance à développer des caillots et des thromboses. Le sang des pessimistes coagule plus que celui des optimistes. Enfin, et c'est prouvé par des analyses économiques surprenantes, le pessimisme et le catastrophisme font perdre de l'argent. Les salaires des pessimistes sont en moyenne inférieurs à ceux des optimistes. Tous ces résultats vont dans le sens de l'optimisme sans naïveté auquel pousse le philosophe : « La volupté et le bonheur [et même la santé] ne se perçoivent pas si on est sans force et sans esprit[1]. »

Une dernière étude a comparé les trajectoires de vie de femmes et d'hommes se considérant comme gâtés par le sort, chanceux, et d'autres se tenant pour malchanceux, accablés par le destin. Il y a bien sûr des différences d'un individu à l'autre mais, en moyenne, les prétendus chanceux et les soi-disant malchanceux ont subi un nombre d'épreuves comparable. Les réussites personnelles et professionnelles sont équivalentes entre les deux groupes. Seul change le point de vue. La proposition essentielle de Montaigne, empruntée entre

1. *De l'inégalité qui est entre nous.*

autres aux philosophes romains, est une fois de plus confirmée.

Il est possible de changer le sens des événements positifs ou négatifs. Puisque nous avons le choix, nous sommes étrangement fous de donner aux maladies, à la pauvreté et au mépris un goût aigre et mauvais alors que nous pourrions lui en donner un bon.

Comment Montaigne inspire les thérapies d'aujourd'hui

Les condamnations anti-tristesse de Montaigne fondent les techniques les plus modernes utilisées de nos jours pour renforcer la bonne humeur. Quand les psychologues comportementalistes mettent au point des programmes pour contrer la tristesse, ils font appel, au fond, aux mêmes étapes et pratiques que celles qui figurent dans les *Essais*.

Pour rendre plus visible la comparaison entre les méthodes du philosophe du XVIe siècle et la psychologie d'aujourd'hui, je retourne un des tableaux accrochés au mur de mon bureau. Au verso de cette reproduction d'une toile de Magritte, appelée *Le Thérapeute*, se trouve une grande ardoise blanche. Je donne à Marie un feutre rouge, et prends un feutre noir. Ma patiente note – en rouge, donc – les phrases de Montaigne sur la tristesse qui l'ont le plus marquée. J'écris en face, sur la même ligne, ce qui pourrait s'appliquer dans les thérapies actuelles. Voici le résultat de notre liste commune, qui s'est faite dans une assez grande gaieté, bien qu'elle concerne la tristesse :

Les conseils de Montaigne	Les applications aux thérapies actuelles
Je suis exempt de tristesse et je ne l'aime pas	Considérer la tristesse comme une voix étrangère qui se trompe et nous trompe, et refuser de l'écouter ou de suivre ses conseils
J'appelle la tristesse « méchanceté »	Donner à ses idées tristes un nom déplaisant, les désigner par ce nom quand elles envahissent l'esprit
Je ne fais pas de la tristesse une sagesse	Chercher, pour les mettre à distance ou les refuser, les croyances et comportements dictés par la tristesse
Je trouve de la consolation anti-tristesse dans les paroles des philosophes	Se préparer une trousse d'urgence anti-tristesse, avec des idées ou pensées qui la rendent ridicule et absurde. Opposer à la tristesse le souvenir de ses réussites et de ce dont on est le plus fier et le plus heureux
Je sors de la tristesse par l'écriture	Tenir un journal anti-tristesse et mesurer sa tendance à s'éloigner, à être moins présente ou moins intense. Noter les idées tristes, les images moroses et les interprétations décourageantes

Les grands chagrins sont différents de la tristesse

Après avoir interdit de se complaire dans l'amertume, Montaigne s'incline, dans l'essai *De la tristesse*, devant les plus grands chagrins. Ces désespoirs n'ont rien à voir avec les émotions négatives qu'on entretient parfois avec complaisance. L'intuition du philosophe va dans le sens de la science des émotions et des humeurs la plus récente. Avec cinq siècles d'avance, il pressent que la nature de la tristesse et celle de la dépression n'ont rien en commun. La tristesse est un mouvement de l'esprit qui finit par passer, à condition qu'on ne s'y installe pas, alors que le chagrin dépressif dépasse nos ressources et nous laisse véritablement sans défenses.

Les vrais déprimés, ou, selon les mots de Montaigne, les femmes et les hommes brisés par le chagrin, n'aiment pas leur état de détresse. La douleur de l'âme qui les terrasse est une maladie devant être reconnue et traitée. Leur état de dépression caractérisée met en danger leur vie amicale, amoureuse et professionnelle. Leur cœur et leurs vaisseaux sont exposés à la souffrance globale que fait peser la dépression autant sur le corps que sur l'esprit. La psychiatrie moderne sait de mieux en mieux faire la différence entre une émotion désagréable comme la tristesse et la maladie dépressive. Un cerveau ou un esprit triste réagit, s'adapte, combat une peine qu'il peut apprendre à supporter. Un cerveau déprimé ne peut pas se sortir seul de l'épreuve, il a besoin d'aide professionnelle et de soins. Une étude sino-suédoise toute récente vient de démontrer que le fait d'être déprimé altère autant la santé du corps que la qualité de vie[1]. Chez les 7 000 personnes âgées de plus de quarante-cinq ans qui y ont participé, la dépression a multiplié par un facteur compris entre 1,2 et 1,5 le risque de toutes les autres maladies. Plus elle est intense, plus le nombre de maladies du corps qu'elle déclenche augmente.

Les chagrins les plus intenses sont muets

Les plus grands désespérés n'ont même plus les ressources ni l'envie de se plaindre. Montaigne, qui a lui-même perdu cinq de ses six enfants en bas âge, prend l'exemple des parents que laisse sans voix la mort de leur progéniture : « Un peintre de l'Antiquité avait à représenter, au sacrifice d'Iphigénie, la douleur des assistants, selon les degrés de l'intérêt que chacun portait à la mort de cette belle jeune fille innocente [...]. Quand il en vint au père de la jeune fille, le peintre peignit le visage couvert, comme si aucune expression de physionomie ne pouvait représenter ce degré de douleur[. Certaines douleurs] peuvent se manifester par des larmes. [D'autres sont tellement fortes] qu'elles surpassent les moyens de s'exprimer[2]. »

1. Yu-Han Bi, Jin-Jing Pei, Changfu Hao, Wu Yao et Hui-Xin Wang, « The relationship between chronic diseases and depression in middle-aged and older adults : A 4-year follow-up study from the China Health and Retirement Longitudinal Study », *Journal of Affective Disorders*, n° 289, 15 juin 2021, p. 160-166.

2. *De la tristesse*.

Le corps et la pensée de l'individu déprimé sont comme pétrifiés, au sens originel du mot, c'est-à-dire pris en masse dans la pierre. Les acteurs qui croient faire partager leur version de la dépression en produisant de grands soupirs ou des grimaces de détresse se trompent. Ils n'ont pas assez lu Montaigne et n'ont pas étudié les descriptions les plus récentes du ralentissement de tout le corps propre à la dépression. Celle-ci bloque aussi la parole. Les déprimés les plus affligés parlent peu, passant lentement et difficilement d'un sujet à un autre. Montaigne le savait déjà : « Niobé, une mère malheureuse après avoir perdu d'abord sept fils et immédiatement après autant de filles, accablée par ces pertes, fut enfin transformée en rocher. » En état d'extrême chagrin, nous nous sentons saisis, figés, pétrifiés au sens propre du terme et comme privés de tout mouvement.

L'émotion triste et la dépression en tant que maladie ne s'abordent donc pas avec les mêmes armes. Les médicaments antidépresseurs, par exemple, n'ont aucun effet sur la tristesse, alors qu'ils peuvent vraiment aider celles et ceux qui sont atteints d'un chagrin qui les brise et les fige, au sens de Montaigne.

Les plus grands chagrins ne s'expliquent pas

Psamménite, roi d'Égypte, a vu passer devant lui sa fille prisonnière, habillée en servante, qu'on envoyait puiser de l'eau. Il est resté calme sans rien dire alors que ses amis pleuraient et se lamentaient autour de lui. Quand il a vu qu'on menait son fils à la mort, il a gardé sa contenance. Mais quand il a vu un de ses amis parmi les prisonniers, il s'est frappé la tête et a manifesté une douleur extrême[1]. Pourquoi le roi d'Égypte s'effondre-t-il à ce moment-là et pas avant ? Montaigne suggère une idée, confortée par les récentes analyses des causes de la dépression : c'est l'accumulation des épreuves qui épuise, plus qu'un seul deuil ou coup du destin. Nous résistons d'autant moins aux assauts de l'existence que ceux-ci sont nombreux et rapprochés. Les premiers facteurs de stress alertent. Les suivants épuisent : « [Un prince] étant plein et comblé de chagrin, la moindre surcharge de tristesse a brisé les barrières de sa résistance. »

Depuis quelques années, la compréhension médicale de la dépression va dans le sens de l'intuition de Montaigne : on ne connaît jamais entièrement la cause exacte des plus grands chagrins. Les dépressions les plus graves sont souvent les moins explicables, et on ne peut les imputer à un événement précis. L'une des raisons pour lesquelles ces dépressions graves sont mal reconnues tient à leur absence d'explication évidente. On comprend et soutient mieux ce qui se justifie, plutôt que des maladies en apparence sorties de nulle part. Il est pourtant indispensable d'accepter cette réalité qui choque le bon sens : toutes les dépressions ne s'expliquent pas, et les plus intenses, encore moins.

La juste analyse de Montaigne face à la détresse dépressive est précieuse pour celles et ceux qui en

1. *De la tristesse.*

souffrent. Elle permet, en accord avec les recommandations médicales les plus récentes :

— d'accepter de regarder la dépression pour ce qu'elle est : une rupture de l'envie, de la confiance en soi et de la résistance face à une accumulation de contraintes, pertes ou frustrations ;

— de ne pas prendre le dernier événement contrariant pour la racine de la dépression, alors qu'il n'a pu être qu'un catalyseur ;

— de comprendre la dépression comme une maladie, un désordre du corps et de l'esprit, et de la traiter en agissant en même temps sur la biologie et sur les modes de pensée ;

— de s'interdire, comme le fait Montaigne, parce qu'elles sont au mieux inutiles et au pire agressives, les fausses bonnes paroles d'encouragement, les explications simplistes, les tapes dans le dos ou les « remontades amicales de moral ».

J'efface le premier schéma que nous avons dessiné ensemble avec Marie et lui en propose un autre, pour essayer d'y voir plus clair entre dépression et émotion, tristesse normale et maladie. Je suggère à ma patiente les comparaisons qui suivent, en m'inspirant autant des *Essais* que des travaux sur la biologie de l'humeur. Cette fois-ci, je suis seul à écrire. Marie efface ce qui ne lui convient pas et corrige ce qui lui paraît trop éloigné de ce qu'elle ressent.

Le chagrin selon Montaigne	**La tristesse d'aujourd'hui**
Équivalent de la dépression d'aujourd'hui	Reconnue comme une émotion à accepter et à ne pas entretenir
Le chagrin est une maladie du corps et de l'esprit qui peut foudroyer celles et ceux qui en sont atteints	La tristesse se « corrige » par des habitudes de vie et de pensée
Les grands chagrins comme les dépressions sont muets ou au-delà des mots	La tristesse est bavarde et aime à se faire entendre
Les grands chagrins figent ou ralentissent le corps autant que l'esprit	La tristesse mobilise et agite
La femme ou l'homme frappé par le chagrin ne s'aime pas et rêve de se voir disparaître	La femme ou l'homme triste continue à s'aimer et voudrait qu'on l'aime davantage
Le chagrin comme la dépression incitent à se faire des reproches à soi-même	Les femmes ou les hommes tristes font des reproches à celles et ceux qu'ils rencontrent

Nous pouvons ressentir en même temps joie et tristesse

La psychiatrie moderne décrit ce qu'elle appelle des états mixtes, dans lesquels coexistent des symptômes de dépression et une impression de gaieté. Ces états sont encore moins bien reconnus et compris que les dépressions. Montaigne, dans l'essai *Comme nous pleurons et rions d'une même chose*, invite à accepter que nous pouvons éprouver en même temps des émotions opposées : « De même que nous avons en notre corps un assemblage d'humeurs diverses [...], il y a dans notre âme différents mouvements qui l'agitent [...]. Si nous voulons faire de toute cette suite de sentiments un corps [ou état] continu, nous nous trompons [...]. Nous voyons les enfants rire et pleurer de la même chose. » Nous ne sommes pas si différents. Montaigne rappelle qu'avant de partir pour un voyage, même choisi et anticipé avec joie, nous sentons au moment de quitter famille et amis que notre cœur se trouble sous l'effet de sentiments contraires. Dans un autre registre, il n'est pas extraordinaire de regretter après sa mort celui que nous ne voulions pas voir quand il était en vie. Lorsque l'empereur Néron a pris congé de sa mère, qu'il avait condamnée à être tuée par noyade, il a vécu cet adieu maternel avec un sentiment contradictoire d'horreur mêlée de pitié.

Les flatteries et les reproches peuvent arriver en même temps. Lorsque Montaigne réprimande son valet, il le réprimande vraiment : ses imprécations ne sont pas feintes. Mais une fois le nuage de colère passé, il l'aiderait volontiers si son valet avait besoin de lui. Quand il lui dit qu'il est un nigaud, il ne coud pas pour toujours sur lui cette étiquette. Et il n'aurait pas l'impression de se contredire s'il le décrivait quelque temps plus tard comme un honnête homme. Dans l'essai *Nous ne goûtons rien de pur*, le philosophe convoque d'autres exemples d'émotions complexes ou mêlées. Parmi les plaisirs que nous éprouvons, tous ont une part de désagrément : « Notre extrême plaisir ressemble quelque peu au gémissement et à la plainte [...]. La joie profonde a plus de sérieux que de gaieté, le contentement plus de calme que d'enjouement. » Il en est de même pour les événements agréables : « [Le destin] nous vend tous les biens qu'il nous donne. Il ne nous en donne aucun de pur et de parfait. » Nous achetons nos réussites et nos moments de joie toujours « au prix de quelque mal ».

Se protéger des grands chagrins par encroûtement de l'esprit

À l'époque où la sensibilité est une valeur universelle, un indice de qualité humaine, Montaigne encourage à entretenir l'inverse : une résistance à la tristesse, avec une pointe d'indifférence. Bien que s'étant décrit lui-même comme hyperlexithymique et insistant sur l'importance des émotions, le philosophe n'hésite pas à prendre le contrepied de cet avis, et met aussi en garde contre la surcharge émotionnelle ou l'excès de porosité aux affects d'autrui. Son conseil est aussi juste sur le plan médical que socialement incorrect dans son appel à l'indifférence ou à l'imperméabilité émotionnelle. À celles et ceux qui développent leur empathie, et dont l'esprit est dans un état de porosité permanente vis-à-vis de leurs propres émotions et de celles de leur entourage, Montaigne prescrit un peu de retenue salvatrice. Il invite à tempérer cette trop chère intelligence émotionnelle et à cultiver une « croûte » autour du cerveau : « Je suis peu sujet aux émotions violentes. J'ai l'appréhension [ou la sensibilité] naturellement dure et je l'encroûte et l'épaissis tous les jours par raisonnement. » Il précise dans l'essai *De ménager sa volonté* sa façon de se défendre : « Je m'enferme en moi-même et ordinairement je désire mollement ce que je désire, et je désire peu [...]. Les âmes qui par engourdissement ne voient les choses qu'à demi jouissent de cette chance que les choses nuisibles les atteignent moins [...]. Le roi [de Thrace] Cotys paya très généreusement la belle et riche vaisselle qu'on lui avait présentée. Mais parce qu'elle était particulièrement fragile, il la cassa immédiatement lui-même, pour s'enlever de bonne heure une aussi facile manière [un motif] de colère contre ses serviteurs. »

Marie se sent particulièrement concernée par l'encroûtement de l'esprit :

« Je suis, dit-elle, une hyperporeuse et une hypersensible. J'apprécie l'idée de ne plus encourager cette tendance et d'oser assumer un peu plus de retenue. Pendant ma crise sur la plage, dont je rassemble les détails peu à peu, j'étais malade de trop de sensibilité. Je retrouve, quand je m'en souviens, l'impression d'avoir perdu l'enveloppe qui me protège d'habitude du monde extérieur. »

La recherche en neurobiologie ne donne pas tort à Montaigne. On résiste mieux aux aléas de la vie en diminuant sa sensibilité et en se construisant une relation à soi-même et au monde moins perméable. Encroûtement, épaississement et raisonnements protecteurs sont les trois objectifs des psychothérapies modernes[1], lesquelles suivent les prescriptions de Montaigne pour :

— rendre le patient moins sensible aux émotions violentes, surtout quand elles sont négatives ;

— endurcir ou encroûter sa sensibilité et sa réaction au stress ;

— épaissir ou calmer son esprit par la correction des croyances entretenant la tristesse.

Montaigne a inventé un exercice très simple pour encroûter son esprit. Il s'installe dans sa bibliothèque, où il médite sur ses livres et ses phrases préférées[2].

« Ma librairie [ou bibliothèque], qui est une des plus belles parmi les bibliothèques de village, est située dans un coin de ma maison. Si une chose [ou idée] me vient à l'esprit et que je veuille [...] l'écrire de peur qu'elle ne m'échappe lorsque je traverse seulement la cour [...], il faut que je la donne en garde à une autre personne[3]. » En marchant dans sa cour ou sa

---

1. Skye Fitzpatrick, Katharine Bailey et Shireen L. Rizvi, « Changes in emotions over the course of dialectical behavior therapy and the moderating role of depression, anxiety, and posttraumatic stress disorder », *Behavior Therapy*, n° 51, novembre 2020, p. 946-957.

2. Chacun peut s'y immerger avec lui à l'adresse suivante : www.bvh.univ-tours.fr//MONLOE/3D/montaigne_01/librairie.html.

3. *De la présomption*.

bibliothèque, Montaigne protège son esprit et stimule ses endorphines. Les expériences modernes sur les liens entre corps et esprit l'auraient conforté dans cette attitude. Il est difficile de se sentir triste et de courir en même temps. Montaigne applique un principe de santé bien établi aujourd'hui : six minutes de marche rapide, dans une bibliothèque comme la sienne ou ailleurs, font parcourir 653 mètres, allègent la tristesse et augmentent de 30 % le niveau d'émotions positives.

Dans son *Apologie de Raymond Sebond*, Montaigne trouve une autre activité qui encroûte son esprit : il joue avec ses animaux familiers. « Quand je joue avec ma chatte, nous nous entretenons de singeries réciproques. Qui sait si elle ne tire pas plus son passe-temps de moi que je ne fais d'elle. Platon, dans sa peinture de l'âge d'or sous Saturne, compte parmi les principaux avantages de l'homme d'alors la communication qu'il avait avec les bêtes. En [...] s'instruisant auprès d'elles [...], il acquérait une très parfaite intelligence et de la sagesse. Cela lui permettait de conduire plus heureusement sa vie que nous ne saurions le faire [aujourd'hui. On peut se demander maintenant] à qui est la faute de ne pas nous comprendre [par le langage] [entre mon animal préféré et moi]. Car nous ne les comprenons pas plus qu'elles ne nous comprennent. En raisonnant comme nous, elles peuvent nous estimer bêtes comme nous le faisons d'elles. » Le philosophe ajoute, quitte à se fâcher avec certaines régions et leurs habitants : « Il n'est pas très étonnant que nous ne les comprenions pas [complètement]. Nous ne comprenons pas [non plus] les Basques et les Troglodytes ! »

Des champignons pour prévenir la dépression

Les nutritionnistes de l'université de Pennsylvanie, aux États-Unis, sont les émules sans doute involontaires de Montaigne. Ils viennent de trouver une agréable manière de protéger son esprit des grands chagrins[1] : manger des champignons, autrement dit guérir son esprit et son corps par une saine nourriture et de la bonne chère. Les champignons étudiés par les chercheurs américains n'apportent que peu de calories et pas du tout de cholestérol. Ils contiennent des vitamines indispensables : B1, B2, B12, C, et des minéraux précieux comme le sélénium et le cuivre. En plus, ils sont riches en antioxydants. L'hydne hérisson est un champignon avec une qualité de plus : il stimulerait le facteur de croissance des neurones, contribuant à régénérer les cellules du cerveau. Enfin, les champignons sont une source d'anti-inflammatoires corrigeant l'inflammation régulièrement observée dans les états de dépression.

Quelques expériences en attente de confirmation ont montré qu'ajouter de l'hydne hérisson ou un autre champignon aux régimes de femmes et d'hommes dépressifs pourrait alléger leurs émotions. Les nutritionnistes de Pennsylvanie sont allés encore plus loin en observant que ceux qui mangent régulièrement des

1. Djibril M. Ba, Xiang Gao, Laila Al-Shaar, Joshua E. Muscat, Vernon M. Chinchilli, Robert B. Beelman et John P. Richie, « Mushroom intake and depression : A population-based study using data from the US National Health and Nutrition Examination Survey (NHANES), 2005-2016 », *Journal of Affective Disorders*, n° 294, 1er novembre 2021, p. 686-692.

champignons sont moins souvent déprimés. Tout se passe comme si les champignons les protégeaient de la dépression, ou, pour le dire à la manière de Montaigne, encroûtaient leur esprit. Les chercheurs ont passé en revue les habitudes alimentaires de 31 191 Américains du Nord et comparé l'état de santé de celles et ceux qui mangeaient des champignons à celui des autres. Bien sûr, les champignons n'ont aucun effet immédiat sur la tristesse. On ne saute pas de joie après avoir fini son omelette aux cèpes ! En quelques jours, pourtant, le régime riche en champignons avait diminué de moitié le risque de dépression. Les manières de préparer ces champignons étaient laissées à l'appréciation des participants. Ils pouvaient opter, en suivant les spécialistes de Pennsylvanie, pour :

— la soupe aux champignons ;
— la sauce aux champignons ;
— le riz aux champignons ;
— les champignons sautés ;
— l'omelette aux champignons.

Les femmes et les hommes les plus protégés de la dépression consommaient en moyenne 20 grammes de champignons par jour. L'hypothèse la plus sérieuse pour expliquer cette action sur l'humeur renvoie aux propriétés anti-inflammatoires et antioxydantes de cet aliment magique. L'antioxydant présent dans les champignons de manière naturelle s'appelle l'ergothionéine. Il est probable que Montaigne aurait mis en pratique cette recette de santé agréable et naturelle s'il l'avait connue.

Une autre étude, conduite au Brésil, a comparé l'alimentation habituelle de 14 000 femmes et hommes déprimés et non déprimés[1]. Les scientifiques se sont demandé quelle forme de bonne chère protégeait la santé. Le régime bordelais n'a pas été testé, mais, d'après leurs résultats, les femmes qui consomment le plus d'aliments riches en sélénium, en zinc, en vitamine B6 et vitamine B12 sont moins souvent déprimées. Il en est de même pour celles qui consomment le plus de vitamine A et de vitamine C. Chez les hommes, les plus grands consommateurs de vitamines B12 et B6 sont moins souvent déprimés.

L'une des explications de l'action de ces nutriments sur la tristesse est que les vitamines B12 et B6 diminuent non seulement les risques d'inflammation, mais participent aussi à la fabrication des molécules ou neurotransmetteurs indispensables à la bonne humeur et au fonctionnement du cerveau. L'idéal, selon les chercheurs brésiliens, est de consommer des aliments riches en vitamines B6 et B12 au moins trois fois par semaine. Les aliments les plus riches en vitamine B6 sont le poisson, les protéines complètes, les germes de blé, les légumes secs (lentilles), les autres légumes (carottes, oignons, épinards), les fruits (prunes, bananes, avocats) et les produits laitiers. Les aliments apportant de la vitamine B12 sont

1. Lara Onofre Ferriani, Daniela Alves Silva, Maria Del Carmen Bisi Molina, José Geraldo Mill, André Russowsky Brunoni, Maria de Jesus Mendes da Fonseca, Arlinda B. Moreno, Isabela M. Benseñor, Odaleia Barbosa de Aguiar, Sandhi Maria Barreto et Maria Carmen Viana, « Associations of depression and intake of antioxidants and vitamin B complex : Results of the Brazilian Longitudinal Study of Adult Health (ELSA-Brasil) », *Journal of Affective Disorders*, n° 297, 15 janvier 2022, p. 259-268.

le foie de bœuf ou de veau, le maquereau, la truite et le saumon cuit.

« Je préfère, me redit Marie, les banquets de Montaigne aux pilules et autres suppléments vitaminés. Je suis donc tentée de me fier à quelques-uns de ces aliments… surtout les champignons. »

Marie trouve dans les Essais *la défense de deux plaisirs quotidiens*

Je revois Marie après quelques jours d'interruption de nos rencontres. Elle s'est décidément prise au jeu de Montaigne et cherche elle-même dans les *Essais* ce qui l'intéresse ou la surprend le plus. Son front se plisse sous l'effet de l'impatience. Aujourd'hui, elle veut inverser les rôles, être celle qui explore le philosophe et transmet ses conseils. Il n'y a plus de silence ni de réticence entre nous. La relation de confiance et de respect mutuel que nous avons mis du temps à construire s'est installée.

« Pour Montaigne comme pour moi, dit-elle, l'exercice le plus fructueux et le plus naturel de l'esprit est la conversation. J'ai dévoré son essai *De l'art de conférer*. J'adore quand il dit, comme s'il me parlait à l'oreille : "Je trouve l'usage [de la conversation] plus doux que celui d'aucune autre action de notre vie." Si Montaigne devait choisir entre perdre la vue, l'ouïe ou la parole, il préférerait garder la parole. Il aime mieux la conversation que la lecture. L'étude des livres est une activité languissante. Elle n'enflamme pas. La conversation apprend et exerce en même temps.

« Écoutez bien Montaigne, me dit encore Marie, vous qui êtes souvent condamné à vous taire de par votre métier : “Si je discute avec un esprit rigoureux et un rude jouteur [ou débatteur], il me presse les flancs, il m’éperonne à droite et à gauche. Ses idées stimulent les miennes. La rivalité, la lutte me poussent et m’élèvent au-dessus de moi-même tandis que l’accord est une chose tout à fait ennuyeuse dans la conversation. Notre esprit devient plus fort grâce à la communication avec d’autres esprits vigoureux et raisonnables.” Montaigne apprécie encore plus la conversation querelleuse que la conversation civilisée. Les interlocuteurs qui craignent le choc des idées ou des opinions ne sont pas assez vigoureux à son goût.

« Il tolère et recherche les oppositions : “Quand on me contredit, on éveille mon attention mais non pas ma colère […]. Les contradictions de mes jugements ne me blessent pas, ne m’émeuvent pas. Elles m’éveillent et me mettent en action. [À tort,] nous n’aimons pas habituellement la rectification [de nos croyances]. Il faudrait [au contraire] s’y prêter et s’y offrir[. C’est surtout vrai quand cette correction vient] sous la forme d’une conversation et non d’une leçon magistrale. À chaque opposition, on ne regarde pas si elle est juste mais comment se débarrasser [de l’opposition]. Au lieu de tendre les bras [au contradicteur amical], nous lui tendons les griffes.” Montaigne dit encore qu’il ne hait pas les opinions contraires aux siennes. Il ne fuit pas la compagnie de celles et ceux qui ont un parti, un jugement ou un avis différent du sien. “La diversité [d’opinion] est la façon de faire la plus générale de la Nature. C’est encore plus vrai pour les esprits que pour les corps tant les esprits sont faits d'une substance souple et susceptible de prendre plus de formes différentes que les corps. Il n'y a jamais eu au monde deux opinions pareilles pas plus que deux cheveux ou deux grains se ressemblant parfaitement." Et Montaigne ajoute : "Ma pensée se contredit elle-même si souvent, et se condamne [tant elle-même] qu'il revient au même pour moi qu'un [ou une] autre le fasse."

« *De l'art de conférer*, continue Marie, résume mon amour des longues discussions avec une formule que j'aurais tellement voulu trouver moi-même : "J'aime qu'entre hommes [ou femmes] galants [ou de bonne compagnie], on s'exprime à cœur ouvert et que les mots aillent où va la pensée." »

Comme prévu par ma patiente de plus en plus autonome, je ne rentre pas dans la conversation et la laisse continuer à partager les produits de sa pêche miraculeuse. Elle a trouvé, dans un autre essai sur les odeurs intitulé *Des senteurs*, une justification à son refus des parfums et à sa phobie des odeurs trop fortes :

« Pour Montaigne, "la plus parfaite odeur d'une femme [ou d'un homme], c'est de n'avoir aucune odeur". Il se méfie aussi des odeurs artificielles. Elles sont souvent employées pour cacher un défaut naturel. À toutes celles et tous ceux qui s'aspergent de lotions et autres effluves, on peut opposer Montaigne : "C'est puer que sentir bon." Même la sueur de l'empereur Alexandre, qui répandait selon la légende une odeur suave, ne lui plaît pas : "Il ne sent pas bon, celui qui sent toujours bon." Comme moi, Montaigne craint le renfermé, soit dans les villes, soit dans les maisons. Il déteste l'air puant et pesant. Aux belles villes que sont Venise et Paris, il reproche leurs âcres odeurs. Venise a pour lui une odeur de marée, et Paris, une odeur de boue. Hélas pour les villes et pour nous, il a de plus en plus raison. »

Marie s'est laissé emporter par ces deux essais. Celui sur les senteurs lui a aussi fait remonter à la mémoire une odeur de mer et d'algues en décomposition.

« La scène de plage, de sable et de mer bleue à l'origine de mes angoisses s'accompagne désormais d'effluves étranges. En plus de la peur de mourir, je retrouve une image et une odeur. L'image est celle d'une bouée ou d'un matelas rouge à moitié dégonflé. L'odeur, c'est une impression amère dans ma gorge, comme l'huile de foie de morue et les autres vitamines que mes parents me forçaient à avaler petite. Je reconnais, en même temps que ces deux souvenirs, toute la force de l'émotion qui va avec. Je me rappelle avoir tremblé, avoir eu peur et m'être demandé si je n'allais pas mourir toute seule en plein soleil. À la simple évocation de ce moment, je ressens encore maintenant de la tension, un mélange de curiosité vis-à-vis du passé et d'envie d'oublier. »

Faire le tri entre ses bonnes et mauvaises peurs

Il me semble que le temps n'est pas encore venu de pousser Marie à d'autres confidences sur son passé. Nous retournons ensemble vers Montaigne, et trouvons quelques premières réponses à ses angoisses dans l'essai *De la peur*. Le sage gascon fait la différence entre les craintes qui motivent et celles qui rendent malade ou paralysent. La peur est pour lui une étrange passion qui emporte le jugement, le corps et l'esprit. Certaines craintes doivent se cultiver comme des aiguillons ou des stimulants qui rendent plus actifs, plus créatifs, alors que d'autres perturbent le comportement et le discernement.

La peur créatrice est à conserver comme une preuve que l'on est vivant. Elle est pour Montaigne celle qui met « des ailes aux talons ». La bonne peur mobilise, stimule et incite à se dépasser. Sans un soupçon d'inquiétude, pas de découverte ni de grande réussite. Fuir la peur stimulante équivaut à s'installer dans la routine, la répétition et, finalement, la morosité.

La peur panique, elle, n'a rien de stimulant. Elle n'est pas causée par un danger vital, mais par une erreur de jugement ou une habitude de pensée. Elle peut aussi venir sans cause apparente, sous l'effet d'unc impulsion céleste. Celles et ceux qui en sont frappés perdent toute contenance et parfois même le sens de leur sécurité. Les recherches contemporaines sur lcs troubles anxieux donnent raison aux *Essais*. La plupart des crises d'angoisse ne s'expliquent pas par une situation ou un événement inquiétants. Elles traduisent un embrasement du cerveau ou un « orage neurobiologique ». Les crises de panique surprennent comme un coup de tonnerre par temps clair en bouleversant le corps autant que l'esprit. « À Carthage, raconte Montaigne dans *De la peur*, on a vu les habitants sortir de leurs maisons [...] et s'attaquer, se blesser et s'entretuer les uns les autres comme s'ils étaient des ennemis [...]. Tout y était dans le désordre et le tumulte [jusqu'à la fin de ces] terreurs paniques. »

Les paniques modernes conduisent à d'autres extrémités. Celle ou celui qui en est atteint se croit en train de devenir fou, sur le point de tout perdre ou de mourir. Il se précipite chez un voisin, aux urgences d'un hôpital ou sort de chez lui, hagard, à la recherche de ce qui pourrait le secourir. Son état ressemble aux crises décrites par Montaigne : un soldat atteint de panique a été « saisi d'un tel effroi qu'il s'est jeté droit vers ses ennemis, pensant se diriger vers l'intérieur de sa ville assiégée ». Montaigne a vu beaucoup de gens devenir fous de peur. Même chez les plus calmes, la panique engendre de terribles éblouissements : « Parmi les soldats chez qui la peur devrait trouver moins de place, combien de fois a-t-elle [fait confondre] des brebis avec un escadron de cuirassiers, ou prendre des amis pour des ennemis, [ou encore] une croix blanche pour une croix rouge[1] ? »

Face aux dangers mortels, Montaigne, lui, affiche une sérénité étonnante. « Ce dont j'ai le plus de peur, c'est la peur[2]. »

Se distraire de l'angoisse en suivant Montaigne

Marie fait la différence entre la panique qu'elle a connue sur la plage et les répliques ou les petites vagues d'angoisse qui la troublent aujourd'hui :

« J'ai, dit-elle, un rapport paradoxal à ma peur. J'aimerais comprendre ce qui m'arrive et pourquoi

1. *De la peur.*
2. *Ibid.*

cela m'arrive. En même temps, je ne me trouve pas bien équipée pour les longues confidences… même avec vous. »

Face aux souffrances et aux peurs que l'on ne pourra jamais extirper en entier, Montaigne renonce à l'illusion de la guérison par une purge de parole. Il préfère trois méthodes, injustement oubliées aujourd'hui :

— la distraction ;

— la ruse ;

— la diversion.

Le philosophe explique comment les mettre en pratique sur soi-même, avec des étapes précises que l'on peut suivre en s'inspirant directement de ses exemples.

1. *Ne pas s'opposer à la souffrance*. Face à quelqu'un qui va mal, Montaigne ne pose pas de diagnostic médical, car cela reviendrait à désigner comme un malade celui qui est seulement en situation de souffrance. Il ne le raisonne pas non plus et ne cherche pas à lui expliquer pourquoi il est anxieux. Ce principe de prudence et de patience devrait être appris par cœur par toutes celles et ceux qui ont l'espoir d'atténuer la souffrance de leurs prochains. « L'opposition [à la souffrance] l'aiguillonne. Elle engage [celles et ceux qui en sont atteints] à s'enfoncer plus avant dans le chagrin. On exaspère le mal par la chaleur du débat. Les propos ordinaires que j'aurais dits sans m'en soucier, si on vient à me les contester, je les soutiens avec passion, je les épouse. »

2. *Accueillir les émotions négatives sans commentaire*. Il faut favoriser l'expression des plaintes,

montrer qu'on comprend celui qui les éprouve. Par cet accordage émotionnel, on va plus vite vers la guérison. Face aux tremblements ou aux angoisses, on n'essaie pas de convaincre celle ou celui qui en souffre qu'il a tort d'éprouver de tels stigmates. Lui faire considérer son mal comme un état sans importance ne l'aide pas non plus. Il vit très intensément ce qu'il considère à tort ou à raison comme un drame sans issue. Il ne peut pas, à l'instant du choc ou juste après, prendre de la distance. Une invitation à relativiser ce qui envahit tout son esprit lui apparaîtrait agressive ou méprisante. Dans ces moments d'écoute, la modestie de Montaigne donne une précieuse leçon : « Je ne suis pas un bon naturaliste et je ne sais guère par quels ressorts la peur agit en nous. Quoi qu'il en soit, c'est une étrange passion. Les médecins disent qu'il n'y en a aucune autre qui emporte plus notre jugement [ou notre raisonnement] hors de sa bonne assiette [en dehors de la raison][1]. »

3. *Détourner l'esprit et divertir*. C'est à cette étape du traitement des angoisses que Montaigne est le plus original. Après avoir entendu sans l'interrompre le flux de pensées angoissées, il propose de le détourner vers des images ou des thèmes plus souriants : il détourne l'attention, d'abord vers les sujets les plus voisins, puis graduellement plus éloignés. Le philosophe use de la diversion. C'est le remède le plus ordinaire pour les maladies de l'âme. Il faut ainsi détourner l'esprit vers d'autres réflexions, d'autres préoccupations, d'autres affaires. Un changement de

1. *Ibid.*

lieu peut aussi faire reprendre des forces. Le philosophe a beaucoup observé les condamnés à mort, et en a tiré des leçons qui s'appliquent aux anxieux d'aujourd'hui. Sur l'échafaud, les futurs suppliciés tendent leurs mains vers le ciel. Montaigne n'y voit pas une preuve de piété, mais un besoin de se détourner de l'idée de ce qui va leur arriver dans les minutes qui suivent. Ils sont comme les enfants que l'on distrait quand un médecin doit leur donner un « coup de lancette ». Eux se distraient par leurs incantations : « À ceux qui passent au-dessus d'une profondeur [ou d'un abîme] effroyable, on ordonne de fermer les yeux ou de les détourner[1]. » La distraction fait du bien par le changement de repères et d'idées qu'elle provoque. Elle déplace l'attention vers d'autres sujets que ceux qui fâchent ou font du mal : « Toujours le changement soulage, désagrège et disperse. Si je ne peux pas combattre une pensée [désagréable], je lui échappe. En la fuyant, je m'écarte du chemin. Je ruse en changeant de lieu, d'occupation, de compagnie. Je me sauve dans la foule d'autres passe-temps et pensées. Elle perd ma trace et me perd[2]. »

Cette défense de la distraction et du divertissement, en temps de crise personnelle ou collective, n'est pas dans l'air du temps. Elle contrarie les pratiques psychologiques classiques qui se croient obligées de rester bloquées sur ce qui fait souffrir. Quel thérapeute oserait prôner, en cas d'angoisse ou de tristesse, la simple distraction ? Qui se permettrait de demander à un anxieux bloqué sur son motif habituel d'inquiétude

1. *De la distraction.*
2. *Ibid.*

de penser à autre chose, de tourner la page ou de changer de disque ? Il passerait pour insensible ou insolent. Les recherches en psychologie du comportement valident pourtant les bienfaits de la distraction. Face à une personne dont le cerveau est envahi de pensées anxieuses, il est inutile et dangereux de donner la consigne : « Arrêtez de penser à ce qui vous tend. » Elle ne relève pas de la distraction utile, mais de l'interdiction de penser, avec des effets contre-productifs immédiats. Plus on essaie de chasser une angoisse de son esprit, plus elle prend de l'importance. L'expérience classique dite des ours blancs le prouve. Si on demande à quelqu'un de s'empêcher de penser pendant cinq minutes à un ours blanc, il y pensera aussitôt. Pour chasser les angoisses, la meilleure technique est, en situation d'urgence, de distraire ou détourner l'attention vers un autre sujet.

Yi-Jen Lin et Frank W. Wicker, de l'université du Texas à Austin, ont testé la distraction à la Montaigne[1]. Ils ont induit des idées fixes chez des volontaires en leur demandant justement de ne pas penser à des ours blancs. Puis ils les ont désintoxiqués de l'idée d'ours blancs en les invitant à se distraire et à se focaliser sur un autre sujet : les volontaires devaient produire dans leur esprit une image de Volkswagen rouge. Les chercheurs ont ensuite appliqué la même technique de distraction aux pensées anxieuses. Ce protocole montre que l'on se débarrasse des angoisses ou des idées fixes par la distraction et une focalisation

1. Yi-Jen Lin et Frank W. Wicker, « A comparison of the effects of thought suppression, distraction and concentration », *Behaviour Research and Therapy*, n° 45, décembre 2007, p. 2 924-2 937.

sur un autre thème, et non en essayant d'arrêter d'y penser. Yi-Jen Lin et Frank W. Wicker ont mis au point un scénario précis de distraction par focalisation, qu'ils ont testé avec efficacité chez 104 étudiants de l'université du Texas. Ces derniers étaient invités à fermer les yeux et à essayer de se souvenir de la cuisine qu'il y avait dans l'appartement de leur enfance : « Notez chaque objet et remplissez votre esprit des détails de chacun de ces objets. Essayez de former des images assez complètes pour que vous puissiez les faire partager à quelqu'un qui n'aurait pas connu cette cuisine. » Cet exercice devait leur prendre six minutes, pour vraiment les distraire de leurs autres pensées et angoisses.

Les thérapies de l'angoisse inspirées par Montaigne ou par la psychologie des croyances conseillent enfin de se préparer une « trousse de distraction » que l'on garde sur soi en cas d'attaque d'ennui ou de stress. La trousse se remplit selon les principes suivants :

— se ménager un accès à ce qui intéresse le plus et mobilise le plus l'attention (un livre, un film, une reproduction de tableau, un jeu sur son portable...) ;

— écouter des musiques avec et sans paroles ;

— noter et se répéter une phrase « couteau suisse » de Sénèque. Rien de tel qu'avoir un stoïcien comme lui dans son sac en cas de coup dur. Montaigne le cite régulièrement. Parmi ses sentences les plus connues, peuvent être citées : « C'est quand on n'a plus d'espoir qu'il ne faut désespérer de rien », ou : « L'arbre devient solide sous le vent. »

Trouver et garder un grand amour

Marie a mis en pratique les exercices de distraction inspirés de Montaigne. Comme son angoisse a diminué, elle a osé s'approcher d'un épisode de sa vie qui lui est apparu comme moins destructeur : elle a vu se compléter son souvenir de panique à la plage. Est-elle devenue plus courageuse, ou bien la scène lui fait-elle moins mal, à présent ? Elle me confie qu'elle ne sait pas.

« La mémoire me revient, dit Marie. Je me revois sur la plage de Cabourg. C'était un jour de canicule qui donnait à la Manche un faux air de Méditerranée. J'avais pesté contre la réception du Grand Hôtel, qui ne m'avait pas laissée visiter la chambre de Marcel Proust. Juste après, je me suis lancée en mer sur mon matelas pneumatique rouge. Je ramais avec les deux mains au moment où le matelas s'est dégonflé. J'ai coulé et la température glacée de l'eau m'a surprise. Mon souffle s'est coupé quand j'ai essayé de nager. Je retrouve de plus en plus de sensations, surtout le contraste entre l'air chauffé par la canicule et la Manche froide. Au niveau du corps, c'était comme si j'étais en train de perdre l'usage de mes jambes. Elles ne voulaient pas bouger. Je me débattais, j'essayais d'attirer l'attention des estivants allongés sous des parasols. J'ai vraiment pensé que j'étais en train de mourir.

— Vous étiez seule pendant ces vacances, Marie ? Il n'y avait personne qui aurait pu vous aider ?

— Il y avait bien mes enfants, mais ils étaient trop passionnés par des conversations sur leurs réseaux sociaux et par des jeux. Je ne suis même pas sûre qu'ils aient accepté de descendre à la plage en même temps que moi.

— Et leur père, votre mari ? Vous ne m'avez jamais parlé de votre vie sentimentale. Je ne me suis pas encore autorisé à aborder ce sujet, que je perçois comme sensible ou douloureux.

— Il n'y a rien de sensible. Je suis mariée et mon mari est le père de mes deux enfants. Mais je ne le visualise pas à ce moment-là sur la plage. En vous disant cela, je me rends quand même compte que je ne vous ai jamais parlé de l'homme de ma vie, celui auquel je tiens vraiment. Il est le seul, après une longue série d'échecs, qui m'a respectée et ne s'est pas comporté avec moi en manipulateur. Il faut dire qu'avant lui, j'avais souscrit un abonnement à un club de dérangés narcissiques, et c'est comme si j'avais essayé d'en aimer chacun des membres. À croire que je les cherchais. Je vous entends penser que rien n'arrive par hasard. Est-ce que Montaigne a quelque chose à nous apporter sur les pervers narcissiques ? »

Démasquer les pervers et les manipulateurs

Montaigne, en présentant ses *Essais* comme l'œuvre d'un individu de bonne foi, explique la manière de détecter au premier regard les femmes et les hommes qui ne le sont pas, de les fuir et s'en protéger. « Il ne faut, écrit-il dans *De la présomption*, pas toujours tout dire, car ce serait une sottise. Mais ce qu'on dit, il faut que ce soit tel qu'on le pense. Autrement, c'est de la perversité. » Marie me confie que ce détecteur de mauvaise foi lui aurait été précieux dans les premières années de sa vie amoureuse, où elle n'a « tiré que des mauvais numéros ». Elle attend les indices que liste le philosophe pour reconnaître les relations qui vont se révéler toxiques.

La psychiatrie d'aujourd'hui aide à comprendre ces personnages malveillants par la description d'une *dark triad*, ou triade sombre[1]. On retrouve souvent chez ceux-ci trois traits de caractère expliquant leur conduite agressive :

— le machiavélisme ;
— le narcissisme ;
— la tendance à ne pas respecter les lois ou une attitude dite antisociale.

Les machiavéliques manquent d'empathie vis-à-vis de leurs proches et les manipulent pour obtenir des faveurs. Par narcissisme, ils ont besoin d'être admirés et d'attirer sur eux toute l'attention. Leur tendance antisociale justifie qu'ils ne se reprochent rien de leurs transgressions, de leurs mensonges ni de leur cruauté.

Les critères de mauvaise foi établis par Montaigne sont encore plus utiles que les descriptions de la *dark triad* et des pervers narcissiques. Ils fabriquent une parfaite machine à repérer et éviter les imposteurs, menteurs et autres manipulateurs qui empoisonnent l'existence. Au nombre de cinq, ils mettent à nu les personnages agressifs cachés, parfois inconscients de leur toxicité ou même fiers de leurs méfaits. Avec

1. Nathan Nguyen, Stéphanie Pascart et Xavier Borteyrou, « The dark triad personality traits and work behaviors : A person-centered approach », *Personality and Individual Differences*, n° 170, 15 février 2021.

les questions simples et bien choisies des *Essais*, la mauvaise foi se révèle.

1. *Il cherche à faire plaisir tout de suite.* Montaigne, en anti-pervers de bonne foi, dit à son lecteur quand il se présente et présente ses *Essais* : « Je n'ai aucune préoccupation de ton service. » Les séducteurs et manipulateurs font l'inverse, maîtrisant l'art du faux service. Ils sourient et prétendent se mettre à disposition d'autrui pour mieux asservir ensuite. L'annonce d'une disponibilité complète n'augure jamais rien de bon. Celles et ceux qui se rendent vraiment utiles dans la vie personnelle ou professionnelle commencent souvent par dire la vérité, voire par contrarier. Les pervers et manipulateurs, au contraire, se mettent au service de leur proie, au moins au début. Ils font mine d'anticiper ses souhaits exprimés ou désirs cachés, tout en faisant croire que les idées qu'ils lui suggèrent viennent d'elle. Leur objectif, non avoué bien sûr, est, sous couvert de servir, de mieux soumettre leur victime à leurs intérêts. Le sourire protocolaire accompagné d'un « Que puis-je pour vous plaire ? » est rarement de bon augure. Les ours, les râleurs sans compromissions, les timides se révéleront plus utiles ou fidèles.

Marie se rappelle des moments où ses croyances et habitudes ont évolué dans le bon sens : c'était presque toujours grâce à un contradicteur honnête, ou à l'épreuve d'une réalité qui l'a contrariée. « Un de mes amis, raconte Montaigne dans l'essai *Du pédantisme*, me conseille face aux manipulateurs : “Oh vous [...] à qui il est indifférent de voir ce qui se passe derrière vous, prenez [quand même] garde aux grimaces qui se font dans votre dos. [Méfiez-vous de ceux] qui ont la mémoire assez pleine, [l'intelligence brillante] mais le jugement entièrement creux." »

2. *Il met tout de suite en avant ses qualités.* Montaigne pourrait se présenter en grand écrivain, en philosophe, en maire de Bordeaux ou encore en stratège guerrier. Il préfère annoncer le minimum de ses qualités, soucieux de ne pas trop promettre pour ne pas décevoir : « Je n'ai aucune préoccupation de ma gloire. » Les petits et grands pervers font tout l'inverse. Ils sont intarissables sur ce qu'ils ont accompli. Quand ils se mettent en scène en racontant une anecdote sur leur vie, on sait qu'à la fin ils auront le beau rôle ou trouveront une manière de se le donner. Pour Montaigne, dans *De la vanité*, « la confession [de ses manques ou ses défauts] noble et libre affaiblit le reproche et désarme l'injure ». Il ajoute dans *De trois commerces* : « Il faut [descendre un peu], se mettre au train [ou au niveau] de ceux avec lesquels vous êtes et [parfois] feindre l'ignorance. Laissez de côté la force et la subtilité. »

Marie a appris à se méfier des femmes ou hommes portés sur leur auto-promotion. « Les longues listes, dit-elle, qui suivent la signature d'un mail ou d'un courrier classique me mettent en alerte. Je repère celles et ceux qui n'oublient de mentionner aucun des clubs, institutions ou organisations auxquels ils appartiennent ou qu'ils président. Ils les font suivre de leurs titres académiques ou professionnels sans négliger les décorations. Il y a les mythomanes qui s'inventent des missions glorieuses, mais les pires sont peut-être ceux qui ont vraiment le plus de titres. Ils ont de vraies raisons de se flatter. Leur grand défaut est de les mettre en avant pour séduire ou impressionner. »

3. *Il parle de manière trop alambiquée.* Montaigne n'est pas lui-même toujours évident à comprendre, surtout à cause des tournures de langage anciennes qu'il adore. Mais il ne recherche pas les mots compliqués par plaisir ou arrogance. Il raille dans *Du pédantisme* celles et ceux qui s'abritent derrière les complexités de la langue pour masquer leurs intentions ou les faiblesses de leur pensée : « Les plus grands savants ne sont pas les plus sages [...]. Comme les plantes s'étouffent d'avoir trop d'humidité, les lampes de trop d'huile, de même l'action de l'esprit [est étouffée] par trop d'étude et de matière. » Il donne un exemple plaisant de parole trop élaborée : « Je connais quelqu'un qui n'oserait pas me dire qu'il a le derrière galeux s'il ne va pas immédiatement [avant] étudier dans son lexique [ou son dictionnaire] ce qu'est galeux et ce qu'est son derrière. » Montaigne, lui, est un expert en transparence et anti-manipulation, quel que soit le thème abordé dans ses *Essais*. L'œuvre entière, comme il l'annonce dans sa préface, obéit au principe de la bonne foi : « Je veux qu'on m'y voie dans ma façon d'être simple, naturelle et ordinaire, sans recherche ni artifice. Car c'est moi que je peins. » Les manipulateurs inventent un nouveau langage ou de nouveaux concepts pour paraître originaux et profonds. Avec ce critère simple de l'exigence de clarté, chacun peut s'entraîner à se méfier de celles et ceux dont on ne comprend pas les explications. Cette question de la modestie et de la simplicité rappelle une phrase cruelle sur la manière dont les différents corps

de métiers camouflent leurs bévues : « Les architectes dissimulent leurs erreurs sous du lierre, les médecins, sous la terre et les cuisiniers, sous de la mayonnaise. » Les pervers, eux, dissimulent leurs intentions sous des titres hermétiques, des théories révolutionnaires et des explications délibérément alambiquées. Les pédants, selon Montaigne dans *De trois commerces*, se servent sur tous les sujets, même ceux qui sont triviaux et populaires, d'une façon d'écrire et de parler en apparence nouvelle et savante. Marie a connu, avec un compagnon intellectuel et fier de lui, cette emprise par l'hermétisme : « Notre relation était à sens unique. Il parlait, exposait, pérorait et je devais écouter. J'étais sans défenses devant un expert qui choisissait les mots le plus compliqués et les plus rares. Il m'est aussi arrivé d'être impressionnée, par naïveté, devant des collègues au langage précieux et finalement fumeux. »

Je propose à Marie un petit exercice dans l'esprit de Montaigne, cruel mais amusant : « Ouvrez les livres des rayons santé et psychologie de votre bibliothèque personnelle, ou visitez votre librairie préférée. Appliquez le critère de sélection par la clarté et la simplicité : choisissez comme auteurs de bonne foi celles et ceux qui s'expriment avec le plus de naturel, sans chercher à vous mystifier ou vous écraser par leur culture. Vous allez faire de la place sur les rayonnages. Vous risquez de ne garder que quelques noms, et ce seront les meilleurs. Bien des prétendus savants en neuro-psycho-physio-linguistico-analyse primale ou transgénérationnelle ne résisteront pas à l'épreuve de la bonne foi par la clarté. Écartez aussi celles et ceux dont la vie et les actes quotidiens ne sont pas en rapport avec leurs injonctions moralisantes. Vous pourrez, comme Montaigne, dire : "Je hais le sage qui n'est pas sage pour lui-même." »

4. *Il n'a connu aucun échec*. Montaigne a enregistré des succès en tant que négociateur : il a, selon les historiens de son temps, approché Henri de Navarre et Henri de Guise, et bien d'autres militaires ou nobles dont on lui a donné à régler les querelles. Malgré tout, il n'a pas réussi en politique autant que dans l'écriture, sans doute en raison de son incapacité à mettre en scène et faire reluire ses qualités et réussites. Il possède même un talent particulier pour exposer surtout ses peurs et ses manques. Son livre se présente comme un exposé de ses insuffisances : « Mes défauts se lisent sur le vif, ainsi que ma manière d'être naturelle, autant que le respect humain [de la politesse ou des convenances du temps] me l'a permis. Si j'avais été parmi ces peuples qui vivent encore [...] sous la douce liberté des premières lois de la nature, je t'assure [cher lecteur] que je me serais très volontiers peint entier dans mon livre et tout nu. » Il ajoute dans *De la présomption* : « Je ne sais pas quelle commodité [ou avantage] attendent [les femmes et] les hommes de la feinte, du mensonge [...], si ce n'est de n'être pas crus même quand ils disent la vérité. »

Ne pas accepter de parler de ses défauts et de ses erreurs révèle souvent la mauvaise foi et le goût pour l'emprise. Qui veut entraîner des disciples ou des électeurs gagne rarement à leur faire partager plus de questions que de réponses, de doutes que de solutions. Aujourd'hui, dire du bien de soi est une quasi-obligation sociale. La modestie n'est pas ou plus à la mode. Qui imaginerait les experts interrogés par les médias s'étendre, avant de donner un avis sur l'actualité, sur leurs précédentes erreurs d'analyse ou de prédiction ? L'époque est plus à l'auto-défense intellectuelle qu'à la reconnaissance de ses propres bourdes. Pourtant, même dans l'univers professionnel, l'humilité à la Montaigne se révèle utile. Une sociologue du travail allemande de l'université de Bonn, Corinna Diekmann, a donné raison aux plus modestes en entreprise[1]. Elle a comparé de manière objective l'impression que laissent les modestes et les plus fiers. Ses résultats démontrent que ceux qui mettent le moins en avant toutes leurs qualités, leurs réussites et leurs attentes professionnelles apparaissent comme plus compétents et plus fiables. On s'attache plus à eux, qu'ils soient cadres ou employés. La seule limite est l'exagération de la modestie, qui s'apparente à de la naïveté. Globalement, plus on paraît humble, plus on est perçu comme agréable et plus on reçoit de promotions. Corinna Diekmann fait la différence entre la modestie stratégique, mise en avant par celles et ceux qui la reconnaissent comme indispensable dans les relations sociales, et la vraie modestie. L'une comme l'autre sont payantes en entreprise. L'idéal est, au-delà de l'effet sur la carrière, d'utiliser sa modestie pour progresser en connaissances ou en maturité.

C'est par sa capacité à accepter ce qu'il ne sait pas et à connaître les domaines dans lesquels il échoue qu'un professionnel s'évalue puis s'améliore.

1. Corinna Diekmann, Gerhard Blickle, Katharina Hafner et Lioba Peters, « Trick or trait ? The combined effects of employee impression management modesty and trait modesty on supervisor evaluations », *Journal of Vocational Behavior*, n° 89, août 2015, p. 120-129.

Personne n'avance seulement par auto-admiration, ni les skieurs qui retombent toujours au même endroit, ni les médecins qui recherchent des adeptes plutôt que des patients exerçant leur sens critique sur leurs diagnostics ou leurs prescriptions. Fidèle à son esprit de contradiction, Montaigne ne manque pas, dans *De l'exercice*, de soutenir la thèse inverse en invitant chacun à mettre en avant ses réussites, même les plus insignifiantes, rassurant ainsi les plus narcissiques : « Mon métier et mon art, c'est vivre. Que celui qui me défend de parler de cela selon [...] mon expérience ordonne à l'architecte de ne pas parler des bâtiments selon ses conceptions mais selon celles de son voisin. Ce ne sont pas mes actes que je décris, c'est moi, c'est mon essence. Dire moins de soi que la vérité [rabaisser ses qualités] c'est de la sottise, non de la modestie. Se payer moins qu'on ne vaut, c'est de la faiblesse et de la peur. Se fréquenter et avoir des rapports avec soi-même, ce n'est pas trop s'aimer. Cela peut se produire. »

Néanmoins, Marie penche plutôt pour l'humilité et veut utiliser immédiatement le détecteur de pervers mis au point par Montaigne : « Je vais pouvoir, dit-elle, passer au large des imposteurs qui m'ont autrefois impressionnée, et pas seulement dans ma vie amoureuse. Je commence par enlever de mon champ de vision les sites ou les livres à succès qui racontent les réussites inespérées d'un expert avec une méthode qu'il est le seul à employer. Je vais supprimer sans remords ce qui contient les mots "magie", "succès inattendu", "solution miracle". J'applique le détecteur d'imposteurs à la politique et à l'économie autant qu'à la santé, en écartant les beaux parleurs qui veulent mettre leur don à mon service. » Marie regarde alors différemment celles et ceux de ses amis qui innovent, surprennent, créent. Ils prennent des risques et des bûches. Les femmes et hommes de bonne foi alternent immenses ratages et rares réussites, séduisant autant de personnes qu'ils en ont fâché d'autres.

5. *Il est trop d'accord avec vous.* Montaigne s'engage à dire ce qu'il pense vraiment, et à ne pas transiger sur ses valeurs et convictions. Il préfère heurter son lecteur, le contrarier, le perdre à l'occasion plutôt que de faire semblant : « Je suis moi-même la matière de ce que j'écris et pense. » Le pervers n'est authentique ni dans ce qu'il dit, ni dans sa manière de marquer son accord. Il absorbe les confidences et anecdotes à la recherche d'une faille, d'une révélation qu'il utilisera contre ses proies, tout de suite ou plus tard. Pour que l'on continue à se livrer, il encourage et abonde dans le sens de son interlocuteur. À la différence des vrais amis, qui n'écoutent pas toujours avec passion, lui semble boire les paroles d'autrui et s'en réjouir. Il est trop ouvertement d'accord et pendant trop longtemps, s'appliquant à démontrer en permanence à quel point la femme ou l'homme en face de lui le passionne. Le manipulateur n'exprime aucune lassitude, même quand on lui impose des propos répétitifs ou ennuyeux. Maître en communication mystifiante, il écoute en fixant l'autre dans les yeux, acquiesce, hoche la tête, sourit et, au besoin, répète ce qu'il vient d'entendre pour prouver combien il est d'accord et en pleine harmonie.

En médecine et en psychologie aussi, les femmes et hommes de mauvaise foi prospèrent et font des ravages. Pour s'en prémunir, le psychanalyste britannique d'origine hongroise Michael Balint, disciple de Sigmund Freud, avait établi des critères de bonne foi dans la relation. Ils éclairent ce qu'est une écoute portée par un praticien fiable[1] :

— il n'a pas besoin de tout savoir. Il a surtout la faculté de réfléchir et d'écouter ;

— il est à l'écoute comme s'il avait une troisième oreille ;

— quand il est perdu, il s'assoit tout près de vous et vous écoute encore plus longtemps ;

— il pense de façon impertinente et agit avec prudence ;

— il n'aborde qu'un sujet à la fois pour ne pas vous égarer.

Un professionnel, dans l'esprit de Montaigne, n'a pas appris par cœur des belles phrases de consolation ou des théories extravagantes. Il s'appuie autant sur son savoir-vivre, son savoir-être que sur les cours qu'il a suivis ou sur ses propres publications. Montaigne trouve dans une anecdote rapportée par Platon un exemple d'anti-mauvaise foi[2]. Le fils aîné du roi de Perse, à quatorze ans, était confié à quatre hommes : le plus sage, le plus juste, le plus modéré et le plus courageux. Le premier lui apprenait à être pieux, le deuxième, à dire toujours la vérité, le troisième, à se rendre maître de ses émotions et le quatrième, à ne rien craindre.

L'importance de la bonne foi explique sans doute pourquoi il est si difficile de mesurer la pertinence d'un

1. B. Luban-Plozza, « L'approche Balint : une formation à la relation », *Revue médicale suisse*, n° 4, 2000.

2. *Du pédantisme.*

programme de santé indépendamment de l'éthique de celle ou celui qui le met en pratique. Je demande à Marie qui elle choisirait entre un praticien idiot mais de bonne foi et un savant malhonnête. « J'hésiterais longtemps, mais je crois que, à contrecœur, je finirais quand même par opter pour l'idiot honnête… Ne le prenez pas pour vous », ajoute-t-elle en souriant.

Pourquoi cède-t-on aux pervers ?

Montaigne se décrit comme un débatteur exigeant, contradicteur à l'occasion, prompt à s'opposer. Les plus grands manipulateurs et pervers ont une manière d'écouter plus agréable et incitative que celles et ceux qui discutent de manière honnête. Face à un trait d'humour, ils le relèvent et s'en esclaffent. Toutes les anecdotes leur semblent irrésistibles. Ces séducteurs sans scrupules excellent dans l'art d'embobiner en manifestant une hyper-écoute. Ils donnent l'impression d'être transformés et transportés par chacune des paroles de la personne qu'ils trompent. Le degré ultime de la séduction et de la manipulation consiste à :

— faire semblant d'écouter passionnément ;

— ne penser qu'à soi-même en même temps ;

— chercher des détails ou anecdotes utiles pour établir son emprise ;

— ne parler qu'en miroir de ce qu'on entend pour mieux abuser sa nouvelle victime.

« Je reconnais un pervers, me dit Marie, à la manière dont il danse. Il se laisse conduire dès les premiers pas pour mieux me diriger sitôt que je lui ai accordé ma confiance. Je détecte aussi sa manière de hocher la tête quand je lui parle, de répéter tout ce que je dis, de meubler les temps morts par des "Tu as tellement raison", de sourire aux anges en me dévisageant et de ne m'interrompre que pour me dire que je suis géniale. »

Face aux pervers, Montaigne ne prône pas la tolérance. La meilleure protection contre leurs comportements toxiques n'est pas la bienveillance, mais le courage de leur dire un seul mot, parfois le plus difficile à prononcer : « Non. »

Nous laissons Montaigne conclure en expliquant ce qu'est une relation authentique et comment il use en société de sa bonne foi : « Peu d'entretiens, dit-il, retiennent [mon attention] quand ils n'ont pas de vigueur, de force, [ni d'opposition. Face à] des propos plats et sans intérêt, de pure convenance [ou conventionnels], je dis et réponds des choses creuses et des bêtises qui ne seraient pas dignes d'un enfant et qui sont ridicules. Ou alors je me tiens obstinément dans mon silence, ce qui est une conduite encore plus stupide et encore plus incivile[1]. »

La rêverie et l'inattention protègent le philosophe autant des personnes ennuyeuses que de celles qui sont de mauvaise foi. « J'ai, écrit-il, une façon d'être rêveuse qui me porte à me renfermer en moi-même[. Je suis aussi protégé par] une lourde et puérile ignorance de beaucoup de choses courantes[. Par contre], je suis très capable d'acquérir et de garder des amitiés rares et bien choisies parce que je m'accroche avec une très grande faim aux relations qui conviennent à mon goût. »

1. *De trois commerces.*

La bonne foi de Montaigne lui sert finalement dans les rapports sociaux, le rendant aimable sans effort : « Mon caractère doux, ennemi de toute aigreur et de toute rudesse, peut aisément m'avoir évité des haines et des inimitiés. [Aucun autre homme que moi] n'a autant de qualités non pas pour être aimé mais pour n'être point haï[1]. » Les femmes et les hommes de bonne foi que Montaigne recherche sont les personnes honnêtes et habiles. Avec elles, il peut parler de tout, même de sujets légers ou sans profondeur. Il les aime pour leur jugement mûr et ferme, mêlé de bonté, de franchise, de gaieté et d'amitié.

Libre sans coutumes toxiques ni dépendances

Marie retrouve la mémoire avec de plus en plus de précision. Elle revit son accident sur la plage de Cabourg. La peur de la noyade remonte dans sa conscience en même temps que l'image des secours affairés autour d'elle. Elle sent le masque à oxygène sur son visage, le maître-nageur qui pose ses mains sur elle, la fait tomber sans ménagement sur un brancard puis la gifle afin qu'elle reprenne connaissance.

« Maintenant, me dit-elle, je revois en boucle le moment où mon matelas s'est dégonflé. Je tremblais et je me sentais attirée par l'eau glacée, incapable de flotter à cause de mes jambes paralysées. Cette image m'a obsédée pendant une bonne semaine après l'accident. À chaque fois qu'elle traversait mon esprit, je ressentais une étrange envie : j'étais possédée par le besoin

1. *Ibid.*

absolu, immédiat, de boire de l'alcool. Et je prenais un verre. Il n'y avait que la vodka qui me convenait, parce que c'est la seule boisson alcoolique sans odeur. C'est aussi celle qui calme le mieux et endort le plus vite l'angoisse. Bien sûr, l'effet de la vodka ne durait pas, et je devais, une demi-heure ou une heure plus tard, reprendre une dose de mon “médicament”, vite devenu indispensable. La vodka m'aidait aussi à moins sursauter quand j'étais surprise par un bruit, même banal. Aussitôt que cet afflux d'images s'est évanoui, l'envie de boire est elle aussi partie. Elle a laissé derrière elle les vagues d'angoisse et de tristesse dont je vous parle depuis notre première rencontre. »

La force des coutumes

Nous trouvons deux essais qui expliquent le besoin et le manque d'alcool ou d'autres produits : *De la coutume et de ne changer aisément une loi reçue*, et *De l'ivrognerie*. La coutume, pour Montaigne, est une violente et sournoise maîtresse. Elle établit sur nous son autorité. Elle est le plus puissant des maîtres.

Les conseils avancés par lui dans *De la coutume* sont parmi les plus directement applicables à la santé d'aujourd'hui. On peut gagner ou perdre dix ans d'espérance de vie en bonne santé selon que l'on adopte de bonnes ou de mauvaises habitudes. Celles et ceux qui boivent trop, fument exagérément, sont physiquement inactifs s'exposent sans toujours le savoir à un risque augmenté de maladie du corps et de l'esprit. Les grandes études de suivi de populations justifient l'attention que porte Montaigne aux coutumes. Elles viennent de nous apprendre qu'un cas de cancer sur vingt-cinq détectés en France et dans plusieurs autres pays d'Europe dépend de la relation que l'on adopte face à l'alcool. Les autres cancers évitables sont dus à la consommation de tabac et aux habitudes alimentaires.

Les avis de Montaigne sur la bonne vie et la liberté n'interdisent aucun plaisir. On peut être comme lui gascon, vigneron, bon vivant et apprendre à chasser les coutumes toxiques pour sa santé.

Regarder en face ses dépendances

Montaigne a une méthode bien à lui pour attaquer le déni ou le refus de voir ce qui, dans un comportement quotidien, met en danger celle ou celui qui l'adopte : il présente des coutumes plus étranges les unes que les autres. Et en faisant prendre conscience à son lecteur à quel point elles sont bizarres, surprenantes, incompréhensibles, il le prépare à mieux évaluer son propre comportement. Son catalogue des habitudes dangereuses peut s'adapter à chacune des addictions modernes. Il y en a pour tout le monde, pour toutes les dépendances et tous les intoxiqués.

1. *Pour faire douter quelqu'un qui s'intoxique au tabac et trouve ce produit sans danger.* « Un roi avait dressé son estomac à se nourrir de poison. Une jeune fille s'était habituée à vivre d'araignées. » En quoi le roi de Montaigne est-il si différent d'un fumeur qui a habitué ses poumons à absorber les pires ingrédients toxiques, et qui se sent mal quand il est en manque de ce qui justement lui fait du mal ?

2. *Message de vigilance à celles et ceux qui abusent de l'alcool.* L'exemple de coutume étrange trouvé par Montaigne est assez loin de la consommation d'alcool, mais il pourrait révéler à celles et ceux qui abusent de la bouteille l'extravagance de leur conduite face à ce produit, et à quel point quelque chose d'inhabituel peut sembler normal une fois qu'on s'y fait : « Un petit homme natif de Nantes, né sans bras, a si bien dressé ses pieds au service que lui devaient ses mains qu'ils ont à demi oublié leur fonction naturelle. Il nomme d'ailleurs [ses pieds des] mains. [Avec ses pieds], il charge un pistolet et lâche le coup, il enfile une aiguille, coud, écrit, tire son bonnet, se peigne, joue aux cartes et aux dés. » Un individu dépendant de l'alcool, bien sûr, ne se sert pas de ses pieds à la place de ses mains. Pourtant, il finit par considérer comme banal de chercher chaque jour une occasion de consommer son produit préféré. Il ne s'étonne plus de ses ivresses, pendant lesquelles il ne sait plus ce qu'il dit et n'a aucune maîtrise de sa conduite.

3. *Pour les coutumiers du jeu d'argent.* Ceux-ci pourraient s'interroger sur la normalité de leur fièvre du gain en entendant Montaigne leur exposer les pratiques relatives au mariage et aux relations hommes-femmes au sein de cultures éloignées de la nôtre : « Dans certains pays, les vierges se montrent nues et les femmes mariées cachent [les zones intimes de] leur corps. Quand un marchand se marie, tous les marchands conviés à la noce ont une relation sexuelle avec l'épousée avant lui. Et plus il y a [d'invités], plus elle a d'honneur et de réputation de robustesse

et de capacité. » Ces comportements révoltants devraient réveiller la conscience de celles et ceux qui en adoptent d'autres différemment transgressifs, par exemple autour du jeu. Leur addiction leur fait considérer comme acceptable une relation au sort et à l'argent qui ne l'est pas, qui les fait souffrir et risque de ruiner autant leurs propres ressources que celles de leurs proches.

4. *Pour un « workaholic »*. « Nous nous tourmentons par notre intempérance dans l'étude [plus] que dans toute [autre addiction]. L'appétit de science et [l'abus de travail et de connaissances] est un bien qui coûte cher. L'emploi en est bien plus hasardeux [et dangereux] que celui de tout autre aliment ou boisson]. Le vin que nous avons acheté, nous le rapportons à la maison dans un récipient] et nous avons la possibilité de voir combien nous en prendrons et à quelle heure. La connaissance [ou le travail], nous ne pouvons pas les mettre dans un autre récipient que dans notre esprit [...]. Nous les avalons en les achetant et nous sortons du marché, ou contaminés déjà ou améliorés. Il y en a qui ne font que nous embarrasser et nous alourdir[1]. »

Marie est d'accord avec l'importance du déni comme cause d'entretien des coutumes toxiques. Quand elle se sentait obligée de boire de l'alcool en réponse aux images qui la hantaient, elle se racontait que c'était ce qu'il lui fallait, que c'était bon pour elle et qu'elle avait trouvé un traitement naturel de son stress. Je fais

1. *De la physionomie.*

avec elle le pari que la lecture des détails des coutumes choisies par Montaigne pour leur bizarrerie ou leur folie peut faire sortir du déni d'autres habitudes toxiques. Dépasser cet aveuglement est le premier pas indispensable à tout changement d'habitude. Quand une femme ou un homme piégé par un produit ou une attitude commence à se rendre compte de l'anormalité de sa conduite, sa situation s'éclaire. Il peut aller à la rencontre de groupes et de professionnels qui l'aideront et lui donneront des clés pour se soigner. L'individu dépendant, à moitié guéri par la prise de conscience de ses coutumes, peut même faire seul une partie du travail de libération.

Reconnaître la tendance naturelle des coutumes à la répétition

« [Dans certaines civilisations,] on fait cuire le corps des trépassés, on le pile, le transforme en bouillie, le mélange au vin et le boit. [D'autres cultures] interdisent de se couper pendant toute la vie les poils ou les ongles. [D'autres encore] ne coupent que les ongles de la partie droite de leur corps[1]. »

Ces coutumes, partagées par le plus grand nombre dans les cultures où elles existent, deviennent des rituels auxquels personne ne peut déroger. Nous n'adhérons pas à celles-là en particulier, mais notre époque nous pousse à d'autres pratiques aussi dangereuses ou incompréhensibles que celles trouvées par Montaigne dans l'histoire de l'humanité.

1. *De la coutume et de ne changer aisément une loi reçue.*

Même une pratique qui semble au départ répugnante ou inutile peut se muer en habitude impossible à perdre. Un gentilhomme français se mouchait toujours de sa main. Il justifiait ainsi cette conduite : « Quel privilège a ce sale excrément sorti du nez pour que nous lui offrions des beaux mouchoirs pour le recevoir ? » Montaigne trouve qu'il ne parle pas sans raison : « Seule la coutume m'avait ôté la possibilité de m'apercevoir de cette étrangeté. » Dans toute addiction moderne, on observe un phénomène de banalisation qui masque l'étrangeté d'un comportement aberrant ou dangereux.

Les produits dits « psychoactifs » comme l'alcool, le tabac et quelques drogues illicites partagent un terrible pouvoir : ils produisent par eux-mêmes une tendance à la répétition. Ils ont à eux seuls la capacité de fabriquer une coutume piégeant autant le cerveau que la raison. Quand on les goûte une première fois, on est exposé au risque de développer un besoin de recommencer à les consommer et de ne plus pouvoir interrompre la tyrannie qu'ils imposent. La recherche en neurobiologie des addictions éclaire la malédiction favorite des Crétois de l'Antiquité : « Quand les Crétois, au temps passé, voulaient maudire quelqu'un, ils pressaient [le destin] de l'engager en quelque mauvaise coutume. » Et Montaigne poursuit : « Nous voyons l'habitude forcer les règles de la nature. C'est une violente et traîtresse maîtresse d'école que la coutume[1]. »

1. *Ibid.*

Les coutumes s'installent à cause de notre indifférence

Le philosophe est au plus près de la compréhension de l'addiction quand il illustre, par des exemples tirés de l'Antiquité ou de son temps, l'habituation et la tolérance. Les voisins des cataractes du Nil n'entendent plus le fleuve parce que leur « ouïe est endormie par la répétition du son [...]. Les maréchaux-ferrants, les meuniers et les armuriers ne sauraient résister au bruit qui les frappe s'ils s'en étonnaient comme nous[1]. »

La tolérance menace même quand l'habitude connaît des interruptions : « Je loge dans une tour où [à l'aurore et le soir] sonne tous les jours une fort grosse cloche. Ce tintamarre effraye ma tour elle-même et aux premiers jours m'a semblé insupportable. En peu de temps, [il m'a] apprivoisé. Je l'entends maintenant sans en être incommodé. Souvent, même, il ne me réveille plus. »

La tolérance peut conduire à des conduites véritablement aberrantes, comme boire de plus en plus pour ressentir les mêmes effets qu'au début, fumer dès le matin ou enchaîner les cigarettes, voire, si l'on suit Montaigne, tenir un bœuf dans ses bras : « Une femme de village avait appris à caresser et porter dans ses bras un veau dès l'heure de sa naissance. Elle avait continué toujours à faire cela [même quand le veau avait grandi]. Elle obtint par l'effet de l'habitude que, tout grand bœuf qu'il était, elle le portait encore[2]. »

1. *Ibid.*
2. *Ibid.*

Les témoignages d'insomniaques abusant de somnifères mettent tous en avant l'apparition d'une tolérance. Comme les voisins du Nil qui n'entendent plus le fleuve, ces patients deviennent « résistants », parfois en une semaine, aux molécules censées les aider à dormir. Au bout de quelques prises, l'effet d'endormissement s'atténue. Ils peuvent être tentés d'augmenter les doses pour obtenir le même sommeil rapide qu'avec les premiers cachets, ou de passer d'une molécule à une autre plus active. Après une période dite de « lune de miel », illuminée par l'effet dans un premier temps miraculeux du médicament, ils en sont réduits à une escalade des doses ou à une intoxication volontaire pour retrouver la sensation de détente offerte par les premières pilules.

Les dangers de l'ivresse

Dans l'essai *De l'ivrognerie*, Montaigne cite une définition parfaite et encore très actuelle de l'ivresse qu'il a trouvée chez le poète Lucrèce : « Quand la force du vin nous a pénétrés, les membres deviennent lourds, les jambes sont entravées et vacillent, la langue s'embarrasse, l'intelligence est noyée, les yeux sont flottants, puis s'élèvent des cris, des hoquets, des disputes. » Il ajoute que le pire état de l'homme, c'est « quand il perd [sous l'effet d'un produit] la connaissance et le contrôle de lui-même ». « Comme le moût fermentant dans un vase pousse vers le haut tout ce qu'il y a dans le fond, le vin aussi fait épancher les plus intimes secrets de [celles et] ceux qui en ont pris outre mesure. »

Lui-même combat l'ivresse sans interdire la consommation agréable d'alcool, qu'il appelle « boire à la française ». L'auteur des *Essais* est même prêt à aller un peu plus loin que les habitudes nationales, tant il aime ses vins de Bordeaux ! Il trouve que boire comme les Français à deux repas par jour et modérément, par souci de sa santé, c'est trop restreindre les faveurs du divin breuvage. Il faut lui consacrer plus de temps et d'assiduité. Les Anciens, qui ont l'admiration de Montaigne, « passaient des nuits entières à cet exercice [qu'est la boisson] et y joignaient souvent les jours ». Il voudrait aussi s'inspirer des « garçons de boutique » ou des travailleurs de force, qui ne refusent aucune occasion de boire. Malgré tout, le philosophe met des limites à la consommation du vin, même si c'est un grand cru : « Je ne peux, dit-il, comprendre comment on peut en arriver à allonger le plaisir de boire au-delà de la soif. Et à se forger en imagination un appétit [pour le vin] artificiel et contre nature. »

Un autre danger de l'ivresse est le risque de relations sexuelles non consenties. *De l'ivrognerie* en donne un exemple : une veuve de chaste réputation a ressenti en elle les premiers signes d'une grossesse. Elle a fait déclarer à la messe par son curé que, si quelqu'un croyait en être à l'origine, qu'il le lui dise. Car en récompense de son aveu, elle lui pardonnerait et l'épouserait. Un de ses valets a été encouragé à parler. Il lui a révélé qu'il l'avait trouvée un jour de fête, après qu'elle avait bu beaucoup de vin, profondément endormie et dans une posture qu'il avait trouvée « indécente ». Il lui a avoué qu'il avait abusé d'elle sans la réveiller. La veuve a tenu sa parole. Elle lui a pardonné son crime ; ils ont fini par se marier et vivre longtemps ensemble. Aujourd'hui encore, les conduites sexuelles non consenties sous l'effet de l'alcool restent hélas trop fréquentes, et ne se terminent pas de la façon paisible – et étonnante – que décrit le philosophe : ces agressions ont des conséquences extrêmement graves, et les victimes en gardent des séquelles psychologiques lourdes.

La coutume toxique des antibiotiques

Il n'y a pas que les drogues, légales ou illégales, qui soient toxiques. Parmi les produits contemporains pris de manière coutumière et auxquels on ne prête pas suffisamment attention figurent les antibiotiques. Leur consommation dans les cas où ils ne sont pas indiqués met en danger la santé. Une équipe de pharmacologues et de pédiatres canadiens vient de s'apercevoir que les enfants dont les mères ont eu l'habitude d'en prendre un ou plusieurs pendant leur grossesse sont plus souvent, dans l'enfance ou à l'adolescence, anxieux ou déprimés[1]. Un effet toxique équivalent a été observé chez les jeunes recevant des antibiotiques avant l'âge de trois ans. Les antibiotiques incriminés étaient les tétracyclines, les aminoglycosides, les quinolones, les sulfamides et la triméthoprime. Une des explications de cet effet

1. Mahin Delara, Diana E. McMillan, Nathan C. Nickel, Geert W't Jong, Dallas P. Seitz et Javier Mignone, « Early life exposure to antibiotics and the risk of mood and anxiety disorders in children and adolescents : A population-based cohort study », *Journal of Psychiatric Research*, n° 137, mai 2021, p. 621-633.

nocif est leur action sur les bactéries du tube digestif, aussi appelées microbiote.

Ces résultats doivent être interprétés avec prudence, tant il serait inacceptable de ne pas traiter avec des antibiotiques une infection caractérisée chez une femme enceinte ou chez un enfant qui en a vraiment besoin. Le message de santé déjà connu et renforcé par cette toute dernière étude est que, une fois de plus, les antibiotiques, « c'est pas automatique ». Qu'ils doivent être limités aux cas où ils sont médicalement justifiés, voire indispensables, et ne pas devenir une coutume banalisée à force de répétition.

Comment guérir d'une addiction ?

Marie a guéri seule de son addiction à l'alcool quand les images de sa quasi-noyade lui sont sorties de l'esprit. Hélas, la plupart des gens qui développent une dépendance ne voient pas celle-ci partir aussi aisément. Ils ont besoin de mettre en pratique les étapes proposées par Montaigne à propos des coutumes :

1. En se reconnaissant dans l'essai *De la physionomie*, pour accepter que *l'addiction est dans notre nature*. L'homme ne sait pas s'arrêter à la limite de son besoin. Pour le plaisir, la richesse, la puissance, il embrasse plus qu'il ne peut étreindre. Son avidité est incapable de modération.

2. En *triant ses coutumes* entre celles qui apportent de la santé, du bien-être, et celles qui font du mal, mettent en danger et isolent.

3. En prenant la mesure de sa *tendance naturelle à la répétition et à l'indifférence apprise.* « Grande est la force de l'habitude, écrit Montaigne ; les chasseurs passent les nuits dans la neige [sans s'en plaindre], ils se brûlent [au soleil] des montagnes. Les pugilistes [ou combattants] meurtris [...] ne gémissent même pas[. Pour certains peuples], nos viandes et nos meilleurs plats sont vénéneux et mortels. [D'autres] vivent de sauterelles, de fourmis, de lézards, de chauves-souris. Un crapaud a même été vendu six écus lors d'une famine[1]. »

4. En prenant conscience que *la culpabilité et les reproches ne servent pas à sortir d'une coutume toxique*. La dépendance ou l'habitude sont des inclinaisons naturelles. Montaigne ne reproche rien à celles et ceux qui adoptent des conduites déroutantes. Ils y sont tombés par plaisir, de manière machinale ou pour se conformer à une tradition. Leur faire la morale ne les ramène pas à la raison. « Il n'est rien que [la coutume] ne fasse ou ne puisse faire. On l'appelle la reine et l'impératrice du monde [...]. Un homme qu'on a rencontré en train de battre son père a répondu que c'était la coutume de sa maison, et que son père avait aussi battu son aïeul et son bisaïeul. En montrant son fils, [il a dit] : "Et celui-ci me battra aussi quand il sera parvenu à l'âge où je suis[2]." »

De même que l'habitude s'entretient, l'absence d'habitude toxique peut devenir un mode de vie et

1. *De la coutume et de ne changer aisément une loi reçue.*
2. *Ibid.*

faire plaisir. La vie sans dépendance peut s'établir comme une coutume de santé dans laquelle on s'installe et qui aura tendance à se poursuivre à la façon d'une habitude.

Comme pour la tristesse, nous ressortons l'ardoise blanche en retournant le tableau de Magritte. Marie note ce que Montaigne dit de la coutume. Je mets en face les fausses idées qui maintiennent les personnes les plus dépendantes dans leur perte de liberté et les conforte dans la conviction que leur situation ne peut pas changer. Cette fois-ci, c'est Marie qui a pris le feutre bleu et moi le rouge. Nous apprécions l'un comme l'autre ce dialogue entre les époques, entre la culture du philosophe et la médecine d'aujourd'hui.

Les idées fausses sur la dépendance	**Les coutumes de Montaigne**
Il est normal et même indispensable de dépendre de quelque chose	Chacun a ses coutumes. Ce n'est pas une raison pour ne pas en changer quand la coutume est dangereuse
L'individu dépendant est heureux à chaque fois qu'il adopte son comportement ou consomme son produit préféré	La coutume se poursuit dans la répétition, de manière machinale, avec indifférence
Il est facile de se modérer pour sortir d'une dépendance	La coutume installe une obligation de répétition dont on ne sort que par un arrêt complet

Les idées fausses sur la dépendance	**Les coutumes de Montaigne**
Il faut comprendre la cause de sa dépendance pour en sortir	Les coutumes ne s'expliquent pas et ne se justifient pas autrement que par elles-mêmes et leur répétition
La dépendance se poursuit surtout parce qu'elle fait du bien	La coutume se poursuit par peur de l'arrêt ou du changement

Montaigne au travail et en vacances

Marie semble pour un temps avoir laissé de côté la recherche des causes de son malaise. C'est comme si elle voulait reprendre un peu son souffle avant de continuer à approcher sa terreur sur la plage et les émotions qui ont suivi. Elle a moins envie de partager ce coup de tonnerre que de me dire le mal qu'elle pense de certains de ses collègues, de l'organisation à laquelle elle doit se plier et qu'elle dit faite pour la briser. Elle calcule les jours, les secondes les minutes avant sa retraite… Et le compte est encore long.

« Montaigne, dit Marie, occupe de plus en plus mes pensées au travail, et même mon sommeil. Au sujet du dernier rêve où il est apparu, j'ai d'ailleurs été étonnée que vous ne me donniez pas plus d'interprétations. Montaigne en préparateur mental traversant mes nuits, cela ne vous inspire pas ?

— J'aurais peur, Marie, qu'une simple interprétation de ce songe relève de la divination, que condamne Montaigne. Pour en rester au niveau le plus évident de l'analyse, j'en déduis que la question du travail vous préoccupe même quand vous dormez.

— Jusque-là, répond-elle, je ne peux qu'être d'accord. Je redoute autant l'oisiveté que la retraite, mais encore plus la routine et l'annonce de restructurations dans ma boîte. »

Montaigne, pour son travail d'écriture, cherchait aussi à concilier l'inconciliable : oisiveté et travail, révolution et classicisme, activité et lâcher-prise. Il s'est inventé une discipline qu'il n'a jamais reniée : l'*otium* studieux. L'*otium* est une disposition d'esprit et une activité connue depuis l'Antiquité grecque. Elle désigne un temps qui laisse toute sa place à la méditation, la réflexion sur soi, la liberté. Si on ajoute à l'*otium* un peu d'étude, on touche à l'équilibre idéal entre action intellectuelle et oisiveté. Nous avons aujourd'hui perdu le secret de cette oisiveté studieuse. L'*otium* lui-même nous est de plus en plus étranger. Nous n'en gardons trace que dans le mot « négoce », qui désigne les moments de négation de l'*otium* – *negotium* –, les temps sans méditation ni liberté pendant lesquels le travail et l'activité économique dirigent celui qui s'y consacre.

Dans l'essai *De l'oisiveté*, Montaigne tranquillise celles et ceux qui, comme Marie, ont besoin d'une activité constante tout en étant parfois excédés par les contraintes de leur job : « Les terres en friche, si elles sont grasses et fertiles, foisonnent de cent mille sortes d'herbes sauvages et inutiles. Pour leur garder un rôle utile, il faut les assujettir et les employer à nourrir [des] semences pour notre service. Si on n'occupe pas [les hommes] d'un sujet déterminé qui les bride et les contraint, ils se jettent [...] dans le champ vague de l'imagination. » Le philosophe justifie son refus de l'inaction dans le même essai : « [L'oisiveté] enfante pour moi tant de chimères et de monstres fantasques, les uns sur les autres, sans ordre [...]. Pour en contempler à mon aise l'ineptie, j'ai commencé de les enregistrer [ces monstres et ces chimères], espérant avec le temps en faire honte [à mon esprit]. L'âme qui n'a pas de but établi se perd, car [...] c'est n'être nulle part que d'être partout. » Cette partie des *Essais* donne des arguments pour résister à l'une des erreurs modernes les plus tenaces, selon laquelle le vide et le repos absolus seraient la condition du bonheur et de la santé.

Nous avons besoin d'activité ou de travail pour être en bonne santé

Marie acquiesce à la défense de l'anti-oisiveté par Montaigne :

« Personne aujourd'hui n'ose dire que l'inactivité peut stresser si on n'y est pas préparé. Il est normal de lutter contre le surmenage, mais il est socialement inacceptable d'avouer que le temps libre n'est pas si simple que cela à supporter. Je croise au travail des militants du salut par le repos : ils tiennent pour un héros moderne celle ou celui qui médite, fait place nette dans son esprit, passe des heures à contempler la flamme d'une bougie en visualisant ses neurones en train de se détendre... Ils nous imposent de savoir profiter le plus longtemps et le plus béatement possible des vacances, sans rien prévoir d'autre pour ces journées que de longues plages de repli sur soi-même. Les ressources internes, la puissance spirituelle doivent permettre de passer des semaines d'extase, éventuellement solitaires, dans un silence religieux. Eh bien je trouve que ces chercheurs autoproclamés sur la santé par le repos abandonnent aux plus faibles d'esprit les visites guidées, le sport, les loisirs structurés. Eux n'ont besoin que de leur propre présence, de leur respiration, des battements de leur cœur, pour jouir d'une oisiveté exaltante… Sauf que moi, je n'y arrive pas. »

Marie sort son téléphone et moi, le mien. Elle tape sur un moteur de recherche le mot « bien-être ». Les premières images qui apparaissent sont celles d'oisifs ravis, de personnes méditatives en extase assises au bord d'un lac, de gens silencieux repliés sur leurs sensations et leurs pensées. Je cherche les images associées au mot « sérénité ». Je trouve d'autres athlètes de l'inactivité, des sages assis et immobiles. Montaigne ne valide pas ce genre de sagesse. Pour lui, ne rien faire quand on se l'impose épuise ou agace. L'oisiveté décrétée ou délibérée est un état difficile à initier ainsi qu'à faire durer, et peut en plus être toxique pour la santé. « Les oisifs se forgent des chimères qui sont comme des songes de malades. L'oisiveté dissipe toujours l'esprit en tous sens. »

Montaigne raconte d'ailleurs sa propre expérience de l'oisiveté pour mieux en comprendre les dangers : « Dernièrement, je me suis retiré chez moi [dans mon château]. J'étais décidé, autant que je le pourrais, à ne pas me mêler d'autre chose que de [me reposer], en m'isolant, [pendant ce peu de temps] qui me reste de vie. Il me semblait que je ne pouvais pas faire à mon esprit une plus grande faveur que de le laisser en pleine oisiveté s'entretenir avec lui-même, et s'arrêter et se retirer [ou se concentrer] en lui-même. [Mais l'effet a été inverse.] L'esprit [...] se donne cent fois plus de soucis à lui-même qu'il n'en prend pour autrui[1]. »

S'affranchir de l'obligation de méditer

Marie veut faire partager ces réflexions à Wolfgang dès qu'elle aura quitté mon bureau. Wolfgang, un de ses collègues et amis, ne pense qu'à la méditation. Il s'est équipé pour réussir ses premiers pas vers le zen. Une musique orientale planante l'aide à se connecter à ses pensées les plus profondes, à fixer son regard et son esprit sur les flammes de ce qu'il appelle sa « bougie de retour sur soi ». Marie n'a ni la capacité ni la patience de laisser son cerveau lui révéler une voix intérieure. Même en inspirant profondément ou en s'étirant – clés de ce voyage en soi –, elle n'entend aucune petite mélodie venue de ses neurones cachés, de son cerveau reptilien ou de son hémisphère mineur.

Montaigne rassure et encourage les gens intolérants à l'oisiveté comme elle en montrant qu'ils ne sont ni seuls, ni malades. Dès qu'ils cherchent le vide, ils rencontrent plutôt le trop-plein. Aussitôt qu'ils ferment les yeux, leur cerveau s'agite. Ils sont obsédés par le temps qu'ils perdent, par le courrier en retard, le

1. *De l'oisiveté.*

travail à continuer, les coups de fil en attente. Grâce à l'anti-oisiveté permise par le philosophe, Marie et les autres personnes allergiques à l'inaction peuvent souffler sans hésiter leur bougie de lâcher-prise. En ouvrant une page des *Essais*, ils trouveront cette image : « Lorsque dans un vase d'airain, la surface de l'eau réfléchit en tremblant le soleil ou l'image de la lune rayonnante, la lumière vole partout [...], s'élève dans les airs et frappe tout en haut les lambris du plafond [comme l'esprit d'une femme ou d'un homme oisive ou oisif][1]. »

Pour autant, Montaigne n'interdit pas la méditation à celles et ceux qui en sont capables ou en ont envie. Il écrit qu'« il n'y a pas d'occupation ou plus faible ou plus forte que celle qui consiste à s'entretenir avec ses pensées selon l'esprit que l'on a. La nature l'a favorisé en lui accordant ce privilège : il n'y a rien que nous ne puissions faire aussi longtemps, ni action à laquelle nous nous adonnions plus facilement [que la méditation]... La méditation est une étude puissante et riche pour qui sait s'explorer et s'employer vigoureusement à se connaître [...]. La lecture me sert particulièrement à éveiller ma réflexion [et la méditation] en lui fournissant divers sujets, à faire travailler mon jugement [ma réflexion] et non ma mémoire[2]. »

Marie trouve chez le penseur du XVIe siècle une parade aux avis des artistes, créateurs et cogiteurs prétendant produire le meilleur de leur œuvre sans travailler, simplement en improvisant avec l'esprit vide.

1. *Ibid.*
2. *De trois commerces.*

« Les créateurs, dit ma patiente, ne jurent que par le pouvoir de l'action sans effort, sans stratégie ; ils prétendent voir leur écriture naître seule sur la page ou l'écran, et n'avoir pas besoin de se corriger ni de se relire. Or la plupart de celles et ceux qui se présentent comme des virtuoses de l'oisiveté, portés par un flux créatif spontané, se mentent ou s'auto-intoxiquent. J'ai envie de leur répondre que les manuscrits de Gustave Flaubert, de Marcel Proust ou de tout écrivain, même amateur, leur donnent tort. Pour Thomas Edison, le génie est fait d'1 % d'inspiration et de 99 % de transpiration. Une autre définition du génie attribuée à Beethoven parle de 5 % d'inspiration pour 95 % de transpiration. Et que dire des hommes politiques se prétendant oisifs pendant leur campagne électorale pour ajouter une touche d'élégance nonchalante à leur conquête du pouvoir ? Nos hauts dirigeants affectent la même coquetterie alors que la réalité de leurs journées ne laisse guère de place à l'oisiveté : ils travaillent en permanence à convaincre et à renforcer leurs soutiens, prêts pour cela à sacrifier leur vie personnelle, leur temps libre et parfois leur équilibre mental. »

L'anti-oisiveté de Montaigne fait renoncer à d'autres techniques de bien-être aussi tendance que fumeuses. On peut sans scrupules se passer d'un art de vivre hollandais appelé *niksen*, qui promeut la recherche de vide et d'inaction. Montaigne donne le droit de s'ennuyer tant que l'on s'aventure seulement à regarder marcher des femmes et des hommes inconnus dans la rue, ou que l'on essaie de suivre des yeux le mouvement des nuages. Que ceux qui peuvent ou savent goûter l'extase méditative devant la nature en profitent, mais qu'ils ne considèrent pas comme des hérétiques ou des malades en puissance les autres, telle Marie… que les exercices d'oisiveté rebutent.

Comment transformer son bureau open space *grâce à Montaigne*

Marie imagine un décorateur d'intérieur qui s'inspirerait de Montaigne pour rendre les lieux de travail plus inspirants et agréables. Il avancerait quelques idées d'œuvres qu'on pourrait afficher dans les endroits les plus fréquentés de l'entreprise :

« Ne vous fâchez plus contre votre *open space*… même si vous avez toutes les raisons de le faire. Ajoutez-y quelques éléments qui vont le faire ressembler à la bibliothèque du philosophe. Gardez sous les yeux *trois ou quatre phrases de sagesse* (sur votre écran ou en version imprimée) qui vous motivent et vous font plaisir. Vous pouvez vous inspirer de celles que Montaigne avait tirées de l'Ecclésiaste, les paroles du roi Salomon, et qu'il avait fait graver sur les poutres :

— "Le sommet de la science humaine, c'est prendre les choses comme elles sont" ;

— "Ne sois pas trop sage, tu deviendrais stupide" ;

— "Toujours le réel par sa complexité dépasse les mots de l'homme" ;

— "Jouis du présent, le reste est hors de toi."

« Cherchez un passage vers la sortie du bâtiment où vous travaillez, et *prenez l'air*, comme Montaigne le faisait le plus souvent possible. Rien de tel que la vue du ciel ou d'un peu de verdure.

« Animez votre *open space* avec des réunions où chacun est *debout*. Elles sont moins longues, plus directes. Montaigne s'était fabriqué une écritoire qu'il utilisait sans s'asseoir et qui inspirait à sa plume ses meilleures formules.

« Programmez-vous des *temps de marche*, seul ou avec des collègues. Les réunions de travail en marchant sont à la mode. Elles sont objectivement plus productives. Montaigne marchait dans sa bibliothèque ou en Italie. »

Les bonnes oisivetés

Il est aussi absurde et dangereux pour la santé de travailler tout le temps que de s'imposer de l'oisiveté à contrecœur. Chacun peut faire la différence entre les bonnes oisivetés, utiles, protectrices, réparatrices, et celles qu'il faut, comme le prescrit Montaigne, garder sous contrôle.

Pour Montaigne, le repos de l'esprit doit venir de la fatigue du corps. Lui arpente son domaine ou ses vignes. Quand il a plus de temps, il part en voyage, le plus souvent à cheval, et en revient plus motivé et actif que jamais : « Faire des voyages me semble un exercice profitable. L'esprit y a une activité continuelle pour remarquer les choses inconnues et nouvelles. Je ne connais pas de meilleure école […] pour former la vie [et le caractère] que de mettre sans cesse devant nos yeux la diversité de tant d'autres vies, opinions et habitudes et lui faire goûter une si perpétuelle variété de formes de notre nature. Le corps n'est ni oisif, ni fatigué et ce mouvement modéré me met en haleine. Je me tiens à cheval sans descendre, tout [malade] que je suis et sans m'y ennuyer huit à dix heures. Nul temps [nulle saison], ne m'est ennemi si ce n'est la rude chaleur d'un soleil brûlant. J'aime les pluies et la boue. Le changement d'air et de climat ne me touche point. Tout climat m'est indifférent[1]. »

Après un temps d'exercice, on ressent une fatigue normale, imposée par le corps et non par la seule envie de se vider l'esprit. Les efforts physiques, comme les excursions à cheval qu'affectionne tant Montaigne, produisent un besoin précieux de récupération. Cette oisiveté après s'être dépensé est plus agréable et plus bénéfique que l'oisiveté pour l'oisiveté. Elle protège le corps et l'esprit du stress et de l'épuisement, et augmente bien-être et créativité. Une expérience conduite auprès de joueurs américains de basket-ball encourage l'oisiveté productive : les joueurs qui se reposent le plus régulièrement, font la sieste, prennent des vacances ou même s'octroient de temps à autre une année sabbatique marquent le plus de paniers.

Occuper sa pensée sur un sujet qui la bride et la contraint

Montaigne sort de l'oisiveté en choisissant ce qui va l'occuper. Il charge son esprit d'une semence et son âme a un goût établi. Il laisse à chacun le libre choix du sujet de son attention qui dépend de ses goûts et dégoûts. Ce peut être une lecture, un loisir,

1. *De la vanité.*

un engagement. Encore faut-il que l'on s'y intéresse vraiment et que ce soit porteur de sens.

Les recherches récentes sur les déterminants de la résilience démontrent que l'occupation volontaire de l'esprit est une aptitude qui se développe. Elle est d'autant plus bénéfique qu'elle concerne une action riche de sens et qui fait du bien aux autres. Les engagements humanitaires, spirituels, associatifs ou politiques protègent d'autant mieux qu'ils sont altruistes et désintéressés. Une synthèse récemment publiée dans le prestigieux journal *The Lancet* a mis en avant les qualités de celles et ceux qui résistent le mieux aux épreuves :

— ils continuent à s'amuser même en temps de crise ;

— ils sont actifs, engagés et utiles aux autres ;

— ils s'informent sur l'actualité sans se bloquer sur les images les plus déprimantes.

Pratiquer l'anti-procrastination

La procrastination consiste à remettre au lendemain et différer ce qui semble difficile ou angoissant. C'est un exemple typique d'oisiveté douloureuse. Le procrastinateur, trop occupé à se reprocher de ne pas remplir les objectifs qu'il s'est fixés, ne profite pas de son temps libre. Les *Essais* peuvent inspirer des idées concrètes pour pratiquer l'opposé, l'anti-procrastination :

— afficher devant soi la *phrase-starter* de Montaigne : « Tout ce qui peut être fait un jour peut être fait aujourd'hui » ;

— éviter les *to do list* ou les piles de projets en retard qui augmentent la culpabilité et les reproches qu'on se fait. Les bilans de vie ou d'activité ne valent rien non plus. La règle de l'existence est l'imprévisibilité ;

— fatiguer autant son corps que son esprit par la marche ou tout autre mouvement pour mobiliser ses pensées ;

— s'encourager par de premières réussites modestes, des livres faciles ou des tâches simples qui donnent du courage et incitent à continuer ;

— préférer la possibilité de se tromper à l'hésitation : « Nous sommes menés comme une marionnette de bois[1] », écrit Montaigne ;

— accepter que la motivation et la concentration sont fluctuantes et qu'il est donc normal de perdre parfois du temps : « On nous emporte comme les choses qui flottent, tantôt doucement, tantôt avec violence selon que l'eau [ou la mer] et le vent sont irrités ou calmes[2]. »

De l'oisiveté au bore out

Deux hommes d'affaires suisses, Philippe Rothlin et Peter Werder, ont décrit une maladie de l'oisiveté et de l'ennui au travail qu'ils ont appelée *bore out*, par opposition au *burn out*[3]. Ils se sont aperçus que

1. *De l'inconstance de nos actions.*

2. *Ibid.*

3. Charles-Édouard Rengade, « De l'ennui au *bore-out*, une revue de la littérature », *Journal de thérapie comportementale et cognitive*, n° 26, 2016, p. 123-130.

plus de 30 % des salariés en Europe souffraient de *bore out* et seulement 10 % de *burn out*. Le *bore out* décrit la souffrance de l'oisiveté imposée et contrainte. Les salariés du secteur tertiaire sont les plus à risque, surtout quand leur entreprise est en pleine restructuration et qu'ils n'ont plus de missions. À l'extrême, l'oisif contraint peut être maintenu à son poste sans activité, tout en percevant son salaire. Chacun attend que son inactivité finisse par le faire craquer et qu'il démissionne de lui-même, ce qui arrive en général assez vite. Enfermé dans son placard physique ou symbolique, il traverse ses journées au bureau sans aucune tâche utile. Le *bore out* fait subir à celui qui y est condamné de l'ennui, une perte de l'envie de se dépasser et un désintérêt vis-à-vis du travail. L'oisiveté imposée peut être définie, selon les deux banquiers suisses, par la réception d'un volume de travail quotidien qui peut être réalisé en moins de deux heures.

On reconnaît les salariés frappés d'oisiveté imposée par leur tendance à partir de plus en plus tôt et arriver de plus en plus en retard. D'autres simulent un engagement professionnel en restant longtemps, et pour rien, sur leur lieu de travail. Les oisifs meublent leur ennui en discutant avec les collègues, en utilisant Internet ou en comptant le nombre de jours qui les sépare de leurs prochaines vacances. Cette oisiveté subie les conduit à se sentir inutiles, tristes, anxieux, et peut provoquer des troubles du sommeil. Hélas pour elles, les victimes du *bore out* sont moins reconnues et moins protégées que celles et ceux que l'on maltraite en les harcelant ou en leur imposant une trop forte charge de travail. Au moins n'ont-elles pas à se soucier de ce que Montaigne appelle, dans l'essai *De la physionomie*, l'intempérance dans l'étude et le travail.

« J'ai du mal, me dit Marie à ce sujet, à me mettre à la place d'une femme ou d'un homme en *bore out*. Je n'ai jamais connu que des emplois où on me surcharge de tâches. »

Des vacances à la mer ou à la Montaigne

Je cherche avec ma patiente une réponse à cette exaspération au travail. Elle se décide à programmer des vacances « à la Montaigne » : coupure sans obligation d'oisiveté, d'oubli complet ni d'abandon sans limite, qui devrait la reposer et l'apaiser. En suivant Montaigne en vacances, elle accepte l'idée qu'interrompre toute activité pendant une semaine ou un mois ne va pas de soi, même et surtout quand on est fatigué. L'oisiveté peut faire remonter des angoisses que les contraintes professionnelles cachaient. Le psychanalyste Sandor Ferenczi avait bien décrit la tension déclenchée par le *farniente*. Il avait appelé « petite névrose du dimanche » le stress de fin de semaine, et « grande névrose des vacances » les émotions qui suivent un arrêt d'activité plus prolongé.

En vacances à la Montaigne, Marie aura parfois le droit de ressentir une angoisse du vide et de se donner les moyens d'y résister. Elle ne sera pas obligée, par exemple, de se déconnecter complètement de ses messages professionnels, même si sa famille s'en agace. Elle aura le droit, si cela lui fait plaisir ou la tranquillise, de jeter un coup d'œil à ses mails plutôt que de se demander ce que le retour au bureau lui réservera comme mauvaise surprise. Enfin, les vacances sans inactivité imposée pourront être actives ou hyperactives. Marie pourra enchaîner les activités sportives ou culturelles qu'elle aura prévues. Les vacanciers à la Montaigne peuvent exiger des visites organisées, des rencontres et des temps de stimulation émotionnelle ou intellectuelle. Ils emportent avec eux ce conseil du philosophe pour des congés réussis : « Je réponds ordinairement à ceux qui me demandent [la] raison de mes voyages [et de mes vacances] : je sais bien ce que je fuis mais non pas ce que je cherche. » Montaigne apprécie particulièrement que le périple le délie du souci de l'entretien de son château : « Quand je voyage, je n'ai à penser qu'à moi et à l'emploi de mon argent[1]. »

En s'inspirant des *Essais*, Marie prépare des valises de vacancière hyperactive. Elle y range :

— des livres en rapport avec sa destination, sur les coutumes locales, les croyances et habitudes qui s'imposent dans le lieu de villégiature choisi ;

— des ouvrages historiques pour voyager dans l'espace mais aussi dans le temps. Quand Montaigne partait en vacances, il se servait autant du dépaysement physique que de ses livres pour expérimenter de nouvelles sensations : « Je ne voyage pas sans livre, ni en [temps de] paix ni en guerre. C'est la meilleure munition que j'aie trouvée à cet humain voyage[2] » ;

— des chaussures de marche ou une tenue de sport, contre l'oisiveté physique ;

1. *De la vanité.*
2. *De trois commerces.*

— un cahier pour écrire, prendre des notes, dessiner, capturer ses pensées fugitives et les chimères nées de l'oisiveté des vacances ;

— des moyens de correspondre avec les amis que l'on n'emmène pas, pour ne pas laisser oisives ses relations amicales ;

— un agenda pour fixer des rendez-vous avec ses proches et avec soi-même, à respecter autant que des impératifs professionnels ;

— une liste de recettes pour des plats classiques de son pays ou du pays que l'on visite, avec une attention particulière portée aux plaisirs matériels, que n'aurait pas reniée le philosophe gascon ;

— de la place pour le vide et l'imprévu, ce qui permettra à Marie de « frotter et limer » sa cervelle contre celle des gens qu'elle rencontrera pendant le voyage.

Supprimer de son temps de travail les vaines subtilités

Les organisations modernes du travail produisent à intervalles réguliers des réformes, des protocoles et des évaluations que Montaigne appellerait de « vaines subtilités ». La lecture de l'essai éponyme aide à les reconnaître et à ne pas les prendre trop au sérieux. Pour préciser ce qu'est une vaine subtilité, Montaigne en donne des exemples :

— un poète a fait un ouvrage entier de vers commençant par une même lettre ;

— un homme s'est amusé à chercher de combien de manières on pouvait ranger les lettres de l'alphabet, et est arrivé au nombre incroyable de cent millions et deux cent mille ;

— un autre s'est intéressé à faire passer par le trou d'une aiguille un grain de millet.

Les prochaines réformes et innovations du monde du travail mériteront d'être analysées à l'aune de la notion de vaine subtilité. Pour le moment, elles sont, en suivant Montaigne, la preuve de nos erreurs de jugement dans ce que nous nous imposons ou exigeons des autres. Nous admirons trop ce qui est exceptionnel ou difficile, même si ces performances ne sont pas utiles ou n'ont pas de valeur.

Apprendre à cultiver le plaisir de l'imprévisible au travail

Face aux crises, aux catastrophes individuelles et collectives, la meilleure protection est de tolérer l'incertitude. Encore faut-il, pour ce faire, accepter que l'imprévisible est inévitable. Dès cette première étape, la rencontre avec Montaigne est déterminante.

Dans l'essai *Qu'il ne faut juger de notre bonheur qu'après la mort*, Montaigne raconte des trajectoires de vie qu'on aurait pu croire programmées pour le bonheur ou la réussite, et qui basculent dans la tragédie. Il trouve, à l'inverse, des exemples de situations qui s'améliorent alors qu'elles paraissaient désespérées. Ces histoires de héros ou souverains antiques résonnent avec les événements récents : « Il faut toujours attendre le dernier jour de la vie d'un homme [ou d'une femme] et personne ne peut être dit heureux avant sa mort et ses funérailles. » Parmi ces histoires figure celle du roi Crésus, connu pour sa richesse, mais qui a fini par être condamné à mort. Avant son exécution, il a crié : « Oh Solon, Solon ! » Il s'était rappelé ce que le poète et homme d'État Solon lui avait dit : « Quelque beau visage que la Fortune [ou le destin] leur fasse, les femmes et les hommes ne peuvent pas s'appeler heureux [...] à cause de l'incertitude et de la variation des choses humaines qui d'un mouvement bien léger se changent d'un état en un autre. »

Celles et ceux qui prédisent l'avenir de l'économie ou de la médecine ne trouveraient rien à redire à la défense par Montaigne du poids de l'aléa : « La Fortune [ou le destin] quelquefois guette [...] le dernier jour de notre vie pour montrer qu'elle a le pouvoir de renverser en un moment ce qu'elle avait bâti durant de longues années [...]. Dans tout le reste de la pièce, il peut y avoir des masques [...]. Mais lors de cette dernière scène entre la mort et nous, il n'y a plus moyen de feindre. Il faut parler français. Il faut montrer ce qu'il y a de bon et de net dans le fond du pot[1]. »

« Je connais, me dit Marie, des spécialistes de la gestion des risques et de l'anticipation qui devraient recopier toutes les phrases de cet essai. Ils chercheraient moins la santé parfaite, la sécurité permanente. J'en ai rencontré dans tous les domaines, chez les cuisiniers, les sportifs, et même les médecins. »

L'équipe de Rebecca Mallett, basée à Édimbourg, en Écosse, a testé la résistance psychologique de

1. *Qu'il ne faut juger de notre bonheur qu'après la mort.*

603 volontaires face à la crise de la Covid-19[1]. Elle s'est aperçue que celles et ceux qui supportaient le mieux les confinements et autres contraintes de la pandémie acceptaient davantage l'incertitude et avaient un esprit plus flexible. Les plus tolérants à l'incertitude étaient moins angoissés et moins accablés, même s'ils étaient socialement isolés ou plus exposés au risque de pandémie. En règle générale, ces mêmes tolérants vivent plus longtemps et subissent moins de stress que les obsédés du contrôle et de la maîtrise.

Nous terminons les conseils de Montaigne pour l'âge adulte avec un mélange de tranquillité et d'inquiétude, et sans oublier d'afficher sur nos visages, Marie et moi, un sourire lucide… dans l'esprit des *Essais*.

1. Rebecca Mallett, Clodagh Coyle, Yingtu Kuang et David T. Gillanders, « Behind the masks : A cross-sectional study on intolerance of uncertainty, perceived vulnerability to disease and psychological flexibility in relation to state anxiety and wellbeing during the COVID-19 pandemic », *Journal of Contextual Behavioral Science*, n° 22, octobre 2021, p. 52-62.

5

Montaigne et l'avancée en âge

Nous arrivons au dernier temps de notre rencontre avec Montaigne et ses préceptes de santé. Marie tient à aborder la question du grand âge pour trouver des réponses au vieillissement de ses parents et d'une de ses grands-mères. Elle veut aussi se préparer à celui qui s'annonce pour elle.

Quant aux causes de ses angoisses et accès de tristesse, ma patiente a l'impression d'y voir de plus en plus clair. Elle se demande juste comment une scène aussi violente que l'accident sur la plage a pu échapper à son cerveau pendant presque un an. Les histoires de Montaigne sur l'avancée en âge vont lui parler, entre autres sujets, des effets du temps et de la mémoire.

« J'ai adoré, me raconte-t-elle, mon vingtième anniversaire. Mon trentième a été célébré plus discrètement et, depuis, tout ce qui rappelle le temps qui passe me semble être un désagrément ou une impolitesse. Je ne tolère aucun commentaire sur mon âge, ni de la part de ceux qui me disent que je ne le fais pas, ni de ceux qui me disent que, quand même, à mon âge, je pourrais ou devrais… Je ne les laisse pas terminer leur liste de conseils. J'ai donc hâte d'entendre ce que propose notre ami commun, puisque maintenant nous le partageons. »

Accepter son âge

Montaigne croit à peine à l'âge et encore moins à une quelconque fatalité du vieillissement. Il justifie sa non-perception du temps en donnant des exemples dans son essai *De l'âge*. L'âge, selon lui, est tout relatif. Caton d'Utique, ou Caton le Jeune, s'est suicidé en 46 avant l'ère chrétienne après une défaite militaire. Il en a profité pour donner avant de mourir une leçon en la matière. À ceux qui lui reprochaient de se tuer au mauvais moment, il a répondu : « Est-ce que je suis à cette heure à un âge où l'on peut me reprocher d'abandonner la vie trop tôt ? » Il n'avait que quarante-huit ans, mais il trouvait cet âge déjà mûr et bien avancé, sachant qu'à son époque, peu de personnes y arrivaient.

Aux gens admiratifs des vieillesses paisibles, Montaigne rappelle la brutalité du destin. Quelle sottise, à son sens, de s'attendre à mourir de l'affaiblissement des forces qu'apporte l'extrême vieillesse : « C'est la plus rare et la moins répandue [des formes de mort]. » Le philosophe s'étonne aussi que l'on n'appelle pas « mort naturelle » les décès accidentels, « comme s'il était contre nature de voir un homme se rompre le cou dans une chute, se noyer dans un naufrage, se laisser surprendre par la peste ou par une pleurésie ». Toutes ces fins font partie, autant que la mort paisible, du destin naturel de l'homme, estime-t-il. Mourir de vieillesse, « c'est une mort rare, exceptionnelle, extraordinaire et finalement moins naturelle que les autres [...]. C'est la dernière et extrême sorte de mort ».

Pour rendre plus concrète son acceptation du temps qui passe, Montaigne invite à considérer que l'âge auquel nous sommes parvenus, quel qu'il soit, est un âge auquel peu de gens arrivent. Afin de tenir en respect la peur de la vieillesse, il se trouve vieux très tôt. Selon ses calculs, on dépasse plus souvent qu'on ne le croit l'espérance de vie moyenne. Afin de détendre ses lecteurs et adeptes, il recommande même dans les *Essais* de ne pas avoir l'espoir d'aller bien au-delà de cette durée maximale.

Contre la peur de la mort ou du temps qui avance, le penseur suggère encore de regarder les occasions de mourir auxquelles nous avons échappé... et où nous avons vu trébucher beaucoup d'autres humains. Autre argument : celles et ceux qui n'ont pas trop peur de la vieillesse ou de l'âge utilisent mieux leur temps. Pour eux, la science et l'expérience augmentent avec la durée de la vie, ils acceptent juste que leur vivacité, leur promptitude, leur fermeté et autres qualités se fanent et s'alanguissent. Tantôt c'est le corps qui cède le premier à la vieillesse. Parfois, c'est l'âme. Montaigne a vu beaucoup de ses contemporains avoir le cerveau affaibli avant l'estomac. Il avance ses derniers arguments contre la peur du temps dans l'essai *De la physionomie* : « Nous troublons la vie par le soin de la mort et la mort par le soin de la vie. L'une nous ennuie, l'autre nous effraie. Ce n'est pas contre la mort que nous nous préparons [ou devons nous préparer]. C'est une chose trop momentanée. Un quart d'heure de passion sans conséquence, sans nuisance, ne mérite pas de conseils particuliers. »

Apprendre à bien vieillir

À l'époque des *Essais* comme aujourd'hui, en tant qu'individus comme en groupe, celles et ceux qui acceptent les événements, qu'ils soient agréables ou pas, vont mieux que ceux qui ne tolèrent aucun imprévu. Montaigne fait mesurer à son lecteur-disciple la force du destin et de ses caprices. Lui-même a subi des guerres et des famines. L'acceptation est une qualité de l'esprit qui s'entretient avec des exercices ciblés sur cette fonction de résilience[1].

1. La première aptitude à cultiver est l'*ouverture d'esprit à l'agréable autant qu'au désagréable*. Ce trait de caractère fait que l'on accepte les pensées qui traversent notre esprit, même si on ne les souhaite pas ou qu'elles ne font pas plaisir. On s'entraîne aussi à tolérer les émotions non anticipées. Pour expliquer l'acceptation, il existe une métaphore précieuse qui confirme que rien n'est jamais parfait et qu'il faut faire avec des détails désagréables : on peut se représenter

1. Arianna Prudenzi, Christopher D. Graham, Faye Clancy, Deborah Hill, Ruairi O'Driscoll, Fiona Day et Daryl B. O'Connor, « Group-based acceptance and commitment therapy interventions for improving general distress and work-related distress in healthcare professionals : A systematic review and meta-analysis », *Journal of Affective Disorders*, n° 295, 1er décembre 2021, p. 192-202.

une feuille de papier avec sur une face des phrases agressives, et sur l'autre des informations ou des propos venant de personnes auxquelles on tient beaucoup. Ce n'est pas parce qu'une face est couverte de lignes déplaisantes que l'on va déchirer toute la feuille. Un autre exemple est celui de la photo à deux faces : s'il y a sur l'une quelqu'un que l'on ne veut pas voir, et sur l'autre des personnes très chères, on va malgré tout garder la photo.

Il en est de même avec l'esprit, et les émotions positives ou négatives qui le traversent. En pratiquant l'ouverture d'esprit quelques minutes par jour, on exerce son mental à accueillir tant les émotions que les images ou les pensées, qu'elles soient agréables et recherchées ou imprévues et non souhaitées. Les coutumes étrangères que rencontre et respecte Montaigne en voyage sont sa façon à lui d'ouvrir son esprit. Marie note l'exercice et me dit qu'elle va essayer d'imprimer une photo à deux faces. Elle se demande qui tiendra le rôle du visage déplaisant musclant son ouverture d'esprit. Pour l'image positive, elle verrait bien un tableau de toute sa famille dans un petit jardin de Paris, comme celui du Quartier latin qui côtoie la statue de Montaigne.

2. Une deuxième qualité nourrissant l'acceptation est la *conscience de l'ici et maintenant*. Les gens les plus conscients de l'instant présent se rendent compte de ce qui se passe dans leur esprit et leur corps, et vont mieux. Ils se sentent respirer, penser, bouger ou rester assis. Quelle que soit l'observation qu'ils font de leur état physique et mental, ils acceptent de ne pas l'interpréter de manière catastrophiste. Cette aptitude

peut être entraînée grâce à l'image de la météorologie : dans une journée, le temps peut changer en permanence, avec des nuages qui apparaissent et disparaissent, du soleil plus ou moins présent… On note ces changements sans en faire un drame. Il est possible de traiter, avec la même indifférence ou tranquillité, les messages de l'esprit et du corps ainsi que les changements de météo.

3. La dernière manière de renforcer son acceptation est de s'engager dans *des actions qui ont du sens pour soi et pour les autres, et qui en plus sont utiles*. Les activités riches de sens s'illustrent par l'image de la boussole. Chacun peut garder un engagement dans sa tête, comme on garderait une boussole dans sa poche. Bien sûr, on ne s'en sert pas tout le temps. Mais on sait qu'on peut y avoir accès ; sa seule présence rassure. Cette boussole sera disponible au moment où il faudra s'interroger sur sa position précise, qu'elle soit géographique ou plus symbolique dans l'existence.

Marie m'interrompt pour me confier que les *Essais* commencent à tenir chez elle le rôle d'une boussole. Même quand elle ne s'en sert pas ou ne les lit pas, elle a besoin de savoir le livre à sa portée.

Dans son dernier texte, *De l'expérience*, Montaigne accepte son corps qui prend de l'âge, sans vouloir ni le rajeunir ni trop le soigner : « J'ai laissé vieillir en moi et mourir en moi de mort naturelle des rhumes, des fluxions de goutte, des relâchements de ventre, des battements de cœur, des migraines et autres accidents qui ont disparu quand je m'étais à demi habitué à les faire vivre en moi. On les conjure mieux par la courtoisie qu'en les bravant. Il faut supporter avec douceur les lois de notre condition. Nous sommes destinés à vieillir, à nous affaiblir, à être malades malgré tous les traitements médicaux. C'est la première leçon que les Mexicains donnent à leurs enfants au sortir du ventre de leur mère. Ils les saluent avec ces mots : "Enfant, tu es venu au monde pour endurer : endure, souffre et tais-toi." »

Voyager à tout âge

En attendant la fin de sa vie, le jour où le destin la fixera, Montaigne résiste à celles et ceux qui lui disent qu'il est trop vieux pour voyager : « À mesure que les commodités [ou agréments] naturelles nous manquent, soutenons-nous par les [agréments] artificiels[1]. » Il trouve injuste que l'on excuse la jeunesse quand elle suit ses plaisirs, tout en empêchant la vieillesse d'en chercher. « Jeune, je couvrais mes passions enjouées [les plus extravagantes] [sous] de [la] prudence. Devenu vieux, je disperse ma tristesse par le laisser-aller de mon esprit [et de ma conduite]. »

À la menace : « À l'âge que vous avez, vous ne reviendrez jamais d'un aussi long voyage », le philosophe répond : « Que m'importe. Je n'entreprends [ce voyage] ni pour en revenir, ni pour l'achever. J'entreprends seulement de me mettre en mouvement au moment où le mouvement me plaît. Je me promène pour me promener. Ceux qui courent après un bénéfice, [un titre] ou après un lièvre, ne courent

1. *De la vanité.*

pas. Courent ceux qui courent pour [...] s'exercer à la course. »

En voyage, Montaigne n'est pas exigeant, ni perfectionniste : « Mon projet de voyage est à chaque étape divisible. Il n'est pas fondé sur de grandes espérances. Chaque étape en fait le bout [et me suffit]. Et le voyage de ma vie est conduit de même[1]. »

Il ne craint pas non plus de fâcher ou d'abandonner les siens en s'embarquant pour un long périple : « Le moment est meilleur pour quitter sa famille [quand on est vieux et] quand on l'a mise à même de continuer sans nous. »

Dans les *Essais*, les voyages les plus enrichissants ont lieu à l'étranger, où ils confortent l'universalisme de Montaigne : « J'ai honte de voir mes compatriotes enivrés d'une sotte manie : s'effaroucher des manières contraires [ou différentes] des leurs. Il leur semble qu'ils sont hors de leur élément s'ils sont en dehors de leur village. Où qu'ils aillent, ils restent attachés à leurs façons [de vivre] et abominent celles des étrangers. S'ils retrouvent un Français en Hongrie, ils fêtent cette aventure. Les voilà à se rallier et à se recoudre ensemble, à condamner tant de mœurs barbares [du pays qu'ils visitent][2]. »

Le bon voyageur n'est pas un nationaliste inquiet. Montaigne développe sa défense de l'étranger comme stimulation de l'esprit et des émotions. Il aime les coutumes différentes des siennes et les peuples inconnus : « Ce n'est pas [seulement] parce que Socrate l'a dit mais [aussi] parce que c'est mon goût [...].

1. *Ibid.*
2. *Ibid.*

Je considère tous les hommes [et toutes les femmes] comme mes compatriotes. J'embrasse un Polonais comme un Français en faisant passer les liens nationaux après les liens universels et communs à tous. »

Amoureux de son château et de son pays gascon, Montaigne accepte de le quitter pour y revenir avec de nouvelles pensées et expériences : « Je ne suis guère épris de la douceur de l'air de mon pays natal. Les connaissances toutes nouvelles [...] me semblent bien valoir ces autres connaissances [...] : celles du voisinage. Les amitiés acquises entièrement par nous l'emportent sur celles par lesquelles la communauté du pays ou du sang nous unissent. La nature nous a mis au monde libres et sans liens[. Ne faisons pas comme] les rois de Perse qui se contraignaient à ne jamais boire d'autre eau que celle de leur fleuve Choaspès. Ils renonçaient par sottise à leur droit de profiter de toutes les autres eaux. Ils asséchaient [pour eux] tout le reste du monde[1]. »

Que ce soit en voyage ou chez soi, les paysages que l'on voit influent sur les émotions et le bien-être. Wu Zhifeng dirige un laboratoire d'étude sur l'environnement et la santé : il vient de démontrer que les personnes de plus de soixante ans vivant en pleine nature et voyant régulièrement des parcs, des jardins, des mers ou des lacs artificiels se portent mieux que celles et ceux qui ne voient que des paysages urbains[2]. Plus on a près de chez soi (à moins de 100 ou 150 mètres)

1. *Ibid.*

2. Wu Zhifeng et Ren Yin, « The influence of greenspace characteristics and building configuration on depression in the elderly », *Building and Environment*, n° 188, 15 janvier 2021.

des espaces verts ou d'autres sites naturels quand on est âgé, moins on est anxieux ou déprimé. Les plus âgés, par ailleurs, résistent mieux à la pollution, au bruit et aux températures élevées quand ils peuvent quand même voir soit du ciel dans un environnement dégagé, soit des paysages dans lesquels le vert domine. Ces observations objectives incitent à privilégier à la fois les voyages en pleine nature et les lieux de résidence le moins éloigné possible d'un espace naturel.

Trouver des qualités à l'oubli et aux trous de mémoire

Marie s'est levée pour marcher dans mon bureau. Elle me confie l'inquiétude qui la saisit quand elle oublie un nom propre, le titre d'un livre ou celui d'un film. Elle prévoit de s'entraîner avec des mots croisés et des exercices de gymnastique cérébrale, tant elle redoute la maladie d'Alzheimer au premier mot qui lui manque.

L'avis de Montaigne sur le cerveau ne va pas dans le sens de l'intuition, mais il rassure celles et ceux qui s'inquiètent pour leurs facultés intellectuelles déclinantes. Selon lui, l'oubli est meilleur pour la santé qu'une trop bonne mémoire. À tous les terrorisés de l'oubli, le philosophe apporte détente et consolation : tant que l'on est capable d'oublier, on va bien. Les oublieux arrivent mieux que les hypermnésiques à nettoyer leur cerveau et leur esprit de leurs regrets et rancunes. Les neurobiologistes d'aujourd'hui ajoutent que la conscience de l'oubli est un signal rassurant. Savoir que l'on oublie prouve que l'on a encore conscience de ce qui manque au cerveau. Les formes les plus graves d'amnésie s'accompagnent d'une inconscience de l'oubli lui-même. On occulte jusqu'au fait que le cerveau ne retient plus rien.

Montaigne est fier de son amnésie, qu'il revendique comme un appui à sa créativité. Elle lui fait plaisir, et il trouve qu'elle lui donne des qualités morales et intellectuelles : « Je ne reconnais quasiment pas de trace en moi [de mémoire], et je ne pense pas qu'il y ait au monde une autre [personne qui soit aussi] monstrueuse en déficience [de sa mémoire. Par mon manque de mémoire], je pense être singulier et très rare. Je suis digne d'acquérir [par cette déficience] un nom et une réputation[1]. »

Malgré sa faible mémoire, le philosophe n'oublie jamais les événements ou les personnes qui l'ont ému. Il peut tronquer une citation, ne plus retrouver un auteur, mais il ne perd jamais de vue les actes délicats de ses amis. Une femme ou un homme qui lui a plu, qui lui a rendu un service, qui l'a touché ne disparaîtra pas. Amnésie ne veut pas dire indifférence, et encore moins ingratitude. « Qu'on se contente de ma misère [mon handicap] sans en faire une espèce de méchanceté[2]. »

À celles et ceux qui se plaignent de ne pas avoir assez de mémoire ou d'en avoir trop perdu, il montre tout ce qu'une mauvaise mémoire apporte comme bénéfices. « L'absence de mémoire corrige un mal pire encore : [...] l'ambition. Car l'absence de mémoire est un défaut insupportable à qui s'embarrasse des

1. *Des menteurs.*
2. *Ibid.*

négociations [et affaires] publiques. » Un autre bénéfice insoupçonné de l'amnésie est l'originalité de pensée. Celles et ceux qui ne se souviennent pas des livres qu'ils ont lus, des théories qui les ont intéressés pensent plus volontiers par eux-mêmes, avec moins d'influence et de tentation de plagiat. D'autres facultés ont été fortifiées quand la mémoire s'est affaiblie. Montaigne ne « repose pas et n'alanguit pas [son] esprit et [son] jugement sur les traces des autres comme le font les gens sans exercer leurs propres forces ». « [Je penserais moins par moi-même] si les idées originales et les opinions des autres étaient présentes grâce au bienfait de la mémoire. »

Dans *De la présomption*, Montaigne décrit un trou de mémoire comme chacune et chacun d'entre nous en subit : « Plus je me méfie de ma mémoire, plus elle se trouble. Elle me sert mieux à l'improviste. Il faut que je la sollicite d'une manière nonchalante. Si je la presse, elle me fait défaut. Dès qu'elle a commencé à chanceler [en oubliant un mot, une personne ou un événement], plus je la sonde, plus elle s'empêtre et s'embarrasse. Elle me sert à son heure et non pas à la mienne. »

Sans mémoire, on gagne aussi du temps quand on parle et on est plus intéressant. Celui qui raconte une histoire va plus directement à la chute parce que les détails inutiles ne lui reviennent pas à l'esprit. Certains des amis de Montaigne ont une mémoire qui leur fournit des souvenirs entiers et bien présents. Et ils en souffrent et font souffrir. « Ils poussent si loin leur narration et la chargent de tant de vaines circonstances que, même si leur conte est bon, les détails en étouffent la qualité [...]. C'est une chose difficile de clore un exposé et de le couper après que l'on s'est mis en route [...]. Pendant qu'ils cherchent l'endroit où arrêter leur marche [ou leur histoire], ils balivernent et traînent [en route]. » Les meilleurs historiens, amateurs ou professionnels, se souviennent toujours de nouveaux détails, d'anecdotes, de dates. Chez un cheval, on reconnaît sa force à sa capacité à faire un arrêt net. C'est la même chose pour ceux qui parlent. On devrait autant apprendre à arrêter de parler qu'à commencer.

Avec l'avancée en âge, la situation s'aggrave encore. Chez les personnes âgées fières d'avoir gardé toute leur mémoire et qui en abusent, l'effet pointé par Montaigne est redoutable : « C'est surtout les vieillards qui sont dangereux. Le souvenir des choses passées leur demeure et ils ont perdu le souvenir de leurs redites. J'ai vu des récits plaisants devenir très ennuyeux [...], chacun dans l'assistance en ayant été abreuvé cent fois. » Les plus âgés d'aujourd'hui qui entraînent leur mémoire avec des exercices de simulation du cerveau pourraient méditer sur les limites du par cœur : « Savoir par cœur n'est pas savoir. C'est seulement tenir ce qu'on vous a donné en garde dans sa mémoire. »

Moins de mémoire veut aussi dire plus d'amis que l'on conserve. Il est habituel et normal de se fâcher de temps à autre avec ses proches. Une discussion s'enflamme et la parole dépasse la pensée. Les invalides des souvenirs ont moins de rancune, et donc plus d'amis : « Je me souviens moins que d'autres des offenses que j'ai reçues. Il me faudrait un souffleur comme Darius, le roi de Perse, qui voulait qu'on lui rappelle ce que lui avaient fait subir les Grecs. Il avait ordonné qu'un de ses pages, à chaque fois qu'il se mettait à table, lui dise trois fois à l'oreille : "Sire, souvenez-vous des Athéniens." »

La mémoire défaillante garde intacte la capacité de découverte et d'émerveillement[1]. Toute relecture est une surprise, et les amnésiques assumés ne rechignent pas à visiter plusieurs fois les mêmes monuments. Pour ceux-là, un bon repas est toujours aussi exceptionnel : ils trouvent un plaisir particulier à un plat qui produit chez eux, en plus d'une satisfaction des papilles, un effet de nouveauté. Leur esprit n'est pas inquiet de l'usure du temps ou de la routine comme l'est celui des athlètes de la mémoire, condamnés à une innovation perpétuelle : « Les lieux et les livres que je revois me rient toujours avec une fraîche nouveauté. »

Montaigne trouve une dernière qualité à sa mémoire défaillante : elle lui interdit de mentir. « Celui qui ne se sent pas assez ferme de mémoire ne doit pas se mêler d'être un menteur[. Les menteurs] disent tantôt gris tantôt jaune à tel homme d'une sorte et à tel autre d'une autre [...]. Mais quelle mémoire pourrait leur suffire pour se souvenir de tant de formes [et de versions] différentes qu'ils ont façonnées [ou inventées] pour un même sujet ? » Celle ou celui qui oublie va, grâce à sa mémoire défaillante, s'en tenir à une seule version, celle qui est juste, celle qui est vraie.

Longtemps, il a été jugé indispensable, en médecine comme en psychologie, de retrouver le plus grand nombre de souvenirs, d'être le plus au clair

1. Blake A. Richards et Paul W. Frankland, « The persistence and transience of memory », *Neuron*, n° 94, 21 juin 2017, p. 1 071-1 084.

possible avec son passé, pour le supporter. Montaigne préfère le pardon par effacement des offenses et des regrets. Certains accèdent à l'oubli en parlant, d'autres, par le silence et l'amnésie volontaire ou inconsciente. Chacun cherche et utilise son mode d'oubli privilégié.

Marie suggère que nous fassions la liste de ce qu'il est bon d'oublier et de ce dont on doit se souvenir. Nous retrouvons le tableau blanc, dont nous remplissons chacun la moitié. Ma patiente note ce que le philosophe oublie, moi, ce dont il veut se rappeler. L'exercice nous prend plus de temps que d'habitude ; chacun veut faire passer ses idées dans la colonne de l'autre.

Ce que Montaigne aime oublier	**Ce dont il veut qu'on se souvienne (noté par Marie)**
Les dates précises	Les événements qui nous ont marqués
Les citations exactes	Le sens général des textes
Les indélicatesses des amis	Les attentions des mêmes amis
Ce que deviendra le monde après nous	La perspective de la mort/ notre mort
Les anecdotes ennuyeuses	Les histoires qui font douter ou réfléchir
Les questions d'argent et de pouvoir	Tout ce qui a ému et ne coûte rien
Les motifs de honte	Les raisons de s'aimer

Bien des écoles de psychothérapie rejetteraient la proposition de Montaigne selon laquelle l'amnésie est un indice de santé. Quelques études récentes sur les femmes et les hommes qui ont subi un traumatisme donnent pourtant raison aux *Essais*. Celles et ceux qui, après un accident ou une catastrophe, arrivent à oublier, sont en meilleure forme que celles et ceux qui sont envahis par des images ou des souvenirs. Les recherches sur la biologie du cerveau viennent de démontrer que l'oubli – appelé par les neurobiologistes « transition des souvenirs » – est une fonction aussi indispensable que la mémoire. Il permet à l'esprit de rester souple et au cerveau de créer de nouvelles connexions. Ces bénéfices, confirmés chez des animaux comme la mouche et les rongeurs, sont en cours d'évaluation pour le cerveau humain.

Marie ne me dit rien, aujourd'hui, de l'accident de plage qu'elle a oublié pendant presque un an. Elle attend sans doute un autre moment et un autre lieu pour consacrer à cet événement toute l'attention qu'il mérite. J'imagine qu'elle veut que ce sujet soit le seul thème de notre discussion lorsqu'on l'abordera.

Comment apprendre à oublier ?

À part avec Marie, qui cherche à retrouver l'origine de ses coups de tristesse, la majorité de mes consultations se passent à entraîner mes patients à l'oubli. Les anxieux ont dans leur tête trop de scénarios inquiétants qu'ils doivent effacer. Les déprimés gardent un inventaire maladivement complet de leurs échecs, leurs manques, leurs pertes. Sortir d'une dépression revient à faire un travail d'oubli orienté, en effaçant ligne par ligne la liste de ses mauvais souvenirs réels ou augmentés par la culpabilité dépressive.

Le travail de deuil est un autre entraînement à l'amnésie protectrice. Au fur et à mesure que la perte s'éloigne, on n'oublie pas l'être cher qui a disparu, mais on lui donne une place moins douloureuse. Les *Essais* sont en partie nourris du deuil que traverse Montaigne après la mort d'Étienne de La Boétie. Une souffrance que le philosophe observe, et qu'il éloigne en la déversant dans plusieurs de ses essais. Le texte *De l'amitié* témoigne de l'impossibilité douloureuse à oublier son ami : « Depuis le jour où je l'ai perdu, je ne fais que traîner, languissant. Les plaisirs qui s'offrent à moi, au lieu de me consoler, me redoublent le regret de sa perte. Nous étions à moitié de tout. Il me semble que je lui dérobe sa part [...]. Puisqu'un coup prématuré m'a ravi cette moitié de mon âme, pourquoi moi, l'autre moitié, est-ce que je reste ? Moi qui suis dégoûté de moi-même et qui ne survis pas tout entier ? »

Faire confiance à un corps qui vieillit

Après avoir incité à faire confiance à son cerveau qui vieillit, Montaigne défend d'autres bizarreries ou particularités du troisième âge[1]. Dans des détours

1. Ilios Kotsou, Christophe Leys et Pierre Fossion, « Acceptance alone is a better predictor of psychopathology and well-being than emotional competence, emotion regulation and

particulièrement savoureux de ses *Essais*, il encourage à en sourire sans inquiétude : « Tout ce qui branle ne tombe pas », écrit-il dans *De la vanité*. « La contexture [ou structure] d'un grand [et vieux] corps est maintenue par plus d'un clou. Il est maintenu cohérent par son ancienneté, comme les vieux bâtiments auxquels l'âge a dérobé leurs pieds et qui, sans crépi ni ciment, vivent pourtant. Ils trouvent leur soutien dans leur propre masse. Ils ne tiennent plus par de solides racines. Ils se maintiennent par leur propre poids. »

1. *Faire confiance aux « vents de son corps » et à ses boiteries*. L'essai *Des coches* fait la part belle aux trois vents du corps, dont la description vient d'Aristote. Avec le temps, Montaigne en a fait des compagnons et, d'après lui, aucun d'eux n'est condamnable. Celui qui vient par le bas du corps est socialement considéré comme sale. Celui qui sort par la bouche nous vaut des reproches sur notre gourmandise. Le troisième est l'éternuement : puisqu'il vient de la tête et qu'il n'est jugé ni comme sale ni comme gourmand, on lui fait un accueil honorable. Tout est une question de confiance dans son corps et dans ce qu'il produit. Les avis sur cette question sont éminemment subjectifs et variables, d'autant que la pandémie récente a rendu plus redoutable l'éternuement, qui est un vent maintenant presque autant condamné que les deux autres.

2. *Boiter avec plaisir*. Dans l'essai *Des boiteux*, Montaigne fait un étonnant éloge de ce trouble

mindfulness », *Journal of Affective Disorders*, n° 226, 15 janvier 2018, p. 142-145.

de la marche. On dit en Italie, dans un proverbe qui plaît au philosophe, que celui qui n'a pas fait l'amour avec une boiteuse ne connaît pas Vénus dans sa parfaite douceur. « J'aurais bien dit que le mouvement irrégulier de la boiteuse apporte probablement quelque nouveau plaisir à la chose [sexuelle] et quelque subtile douceur à ceux qui en font l'expérience. » Montaigne avance une explication aussi drôle que peu valable sur le plan médical. Les jambes et les cuisses des boiteux ne se trouvent pas, à cause de leur imperfection, dans l'alignement habituel. À cause de cela, leurs parties génitales, qui sont au-dessus, seraient plus pleines, plus nourries et donc plus vigoureuses. Le philosophe trouve une dernière raison à la sexualité débridée des boiteux : ils font moins d'exercice physique à cause de leur boiterie, donc dépensent moins de force dans le sport et la gymnastique, et viennent « plus entiers » au « jeu de Vénus ».

Bien utiliser son argent

Toujours dans *Des coches*, Montaigne apprend aux jeunes comme aux plus âgés que l'on ne se sent riche que si l'on sait dépenser : « Soyez splendides [dépensiers] en meubles et en ustensiles parce que c'est une dépense [sur des objets qui durent et] qui passe à ses successeurs. Qu'il évite toutes les magnificences qui s'écoulent aussitôt et de l'usage et du souvenir. » Les retraités d'aujourd'hui apprécieront sans doute ces suggestions. Ils pourraient embaucher le philosophe gascon comme conseiller patrimonial, lui qui leur recommanderait sans doute de privilégier les investissements :

— durables ;

— cohérents avec leurs valeurs ;

— qui leur apportent du sens autant que des plus-values ;

— qui leur font plaisir.

Montaigne les inviterait aussi à être économes en leur rappelant que « la largesse immodérée [en argent] est un moyen faible pour acquérir de la bienveillance [de ses proches ou de sa famille]. Elle aliène plus de gens qu'elle n'en rend favorables. Si elle est employée sans prendre en considération le mérite, elle fait honte à celui qui la reçoit ».

La bonne prière selon Montaigne

La spiritualité, pour Montaigne, ne se réduit ni ne se limite à une pratique religieuse superficielle ou désincarnée. Il demande à ce que l'engagement spirituel, en plus de la croyance, produise une vie respectable faite d'ouverture à l'autre, d'altruisme et de tolérance aux différentes religions[1]. Il cherche moins la foi pour la foi qu'une foi qui motive et donne du sens à l'existence : « Un homme qui mêle la dévotion [ou la spiritualité] à une vie exécrable me semble plus condamnable qu'un homme conforme à

1. Richard Neugebauer, Priya Wickramaratne, Connie Svob, Clayton H. McClintock, Marc J. Gameroff, Lisa Miller et Anne Conway, « Contribution of religion/spirituality and major depressive disorder to altruism », *Journal of Affective Disorders*, n° 262, 1er février 2020, p. 16-22.

lui-même et dissolu partout [sans prière ni moments de transcendance]. »

Le philosophe, sur la spiritualité, cite Platon, qui distingue trois croyances injurieuses pour la divinité[1] :

— la première est qu'il n'y en a point ;

— la deuxième est qu'elle ne se mêle pas de nos affaires ;

— la troisième est qu'elle ne nous refuse rien, ni aux vœux, ni aux offrandes, ni aux sacrifices.

La première erreur n'est jamais immuable. Elle peut changer quand on avance en âge. Les deux suivantes peuvent être constantes dans le temps.

Au-delà des questions de mystique ou de prière, Montaigne exige surtout une cohérence entre le comportement et la relation au spirituel. Il ne loue pas ceux qu'il voit prier plus souvent et plus habituellement que les autres si leurs actions ne montrent pas en parallèle une amélioration ou quelque changement.

Que dit un homme dont la paillardise gouverne sans cesse l'esprit au Créateur quand il lui parle ? Il revient au bien. Et juste après, il rechute. La prière doit donc être exprimée par la conscience, et non seulement par la langue. La parole de la prière est trop divine pour servir à exercer seulement les poumons et les oreilles. Montaigne donne même un mode d'emploi de la prière pour qu'elle agisse sur la vie, sur la santé et produise du sens. Ce doit être une action déterminée à l'avance et calme, dans laquelle on doit s'impliquer physiquement, le corps ployé dans une attitude qui montre une attention et une révérence particulières.

1. *Des prières.*

L'essai *Des prières* approuve l'idée que les textes sacrés et ceux des prières, pour faire du bien à l'âme, restent stables et ne soient pas adaptés au gré des cultures ou des attentes personnelles : « Les Juifs et les mahométans et presque toutes les autres [religions] ont épousé et révèrent le langage dans lequel leurs mystères ont été originellement exprimés. L'altération et le changement en sont interdits. » Montaigne donne raison à ces religions. Il préfère ce respect de la langue à la traduction en basque ou en breton (!) des textes religieux.

La prière juste, ou la prière bonne pour la santé, n'encourage pas les mauvais penchants et les fautes. Il ne faut pas que l'avare prie uniquement pour la conservation vaine et superflue de ses trésors, ni l'ambitieux pour ses victoires, ni que le voleur demande protection pour franchir les dangers et les difficultés s'opposant à ses crimes. Il ne faut pas non plus que le meurtrier en use pour remercier le ciel de la facilité qu'il a eue d'égorger un passant.

Comme exemple d'incohérence entre la prière et le comportement, Montaigne raconte l'histoire d'un jeune prince qui allait à des rendez-vous amoureux et avait des relations avec la femme d'un avocat de Paris. Son chemin l'amenant à traverser une église, il ne passait jamais dans ce lieu saint à l'aller ni au retour sans y faire des prières et oraisons. « Je vous laisse juger à quoi il employait la faveur divine quand il avait l'âme pleine de ces belles pensées. »

Montaigne attend d'autant plus de cohérence entre la religion et la vie matérielle qu'on avance en âge.

Dans *De la vanité*, il se moque d'un magistrat, modèle pour lui de duplicité, qui, du même papier sur lequel il vient d'écrire la lettre de condamnation d'un homme adultère, dérobe un bout pour rédiger un billet doux à la femme d'un de ses collègues. Montaigne s'oppose encore à ce que l'on se serve de ses prières comme d'une formule magique, à la manière de celles et ceux qui accommodent les paroles saintes à des actes de sorcellerie ou des superstitions personnelles.

Crystal Park, professeur de psychologie à l'université du Connecticut, aux États-Unis, a étudié le niveau de bien-être chez 410 anciens combattants, vétérans de différentes campagnes de l'armée américaine[1]. Ses recherches la conduisent à défendre, à l'instar de Montaigne, la spiritualité et la pratique religieuse comme des promoteurs de bien-être. Les anciens combattants assistant à des offices religieux, ayant une pratique privée de la prière ou utilisant la spiritualité ou la religion pour affronter des épreuves sont en meilleure santé que les autres. Quand ils ont été confrontés à un choc ou à un traumatisme, ils y résistent mieux et souffrent moins de stress post-traumatique s'ils peuvent recourir à la spiritualité. Chez les vétérans de l'étude, l'effet de la prière a été particulièrement net pour les femmes, qui subissaient moins de stress, moins d'angoisse et moins d'insomnie quand elles investissaient une pratique religieuse.

1. Crystal L. Park, Shane J. Sacco, Shane W. Kraus, Carolyn M. Mazure et Rani A. Hoff, « Influences of religiousness/spirituality on mental and physical health in OEF/OIF/OND military veterans varies by sex and race/ethnicity », *Journal of Psychiatric Research*, n° 138, juin 2021, p. 15-23.

Celles et ceux qui priaient avec la cohérence chère à Montaigne supportaient aussi mieux les douleurs physiques propres à l'âge, et cette pratique favorisait leur capacité à accepter le vieillissement. La même étude a démontré que les engagements spirituels et religieux ne sont utiles pour la santé que s'ils sont associés à de l'altruisme. Une foi solitaire, sans lien social, sans partage et sans aide de l'autre, incohérente au sens du philosophe, ne protège pas à elle seule la santé.

À l'évocation des prières, Marie se met à pleurer : « Je n'ai jamais pleuré devant vous. J'ai honte... Après tout, dit-elle en reniflant bruyamment, je ne vais pas me reprocher mes larmes. J'applique la leçon de Montaigne : "Je suis comme je suis." Il faut accepter ses larmes, comme les *Essais* le permettent, et endurer ses soucis, tolérer les vents de son corps et les faiblesses de l'âge. Les larmes sont plus élégantes que les vents, quand même, non ?

— Vos larmes expriment une émotion. Nous avons mesuré ensemble à quel point celle-ci n'est pas une maladie.

— Quand nous avons partagé l'essai *Des prières*, reprend ma patiente, j'ai revu les obsèques de ma grand-mère. À l'annonce pourtant prévisible de sa mort, vu son âge canonique à son enterrement, je n'ai été traversée que par des idées et pensées négatives, des regrets, des colères. Certains dans ma famille reprochaient à d'autres d'avoir abandonné ma grand-mère dans ses derniers moments, de ne pas l'avoir assez entourée. Ma famille s'est ensuite déchirée à propos de l'organisation des obsèques. J'ai participé aux disputes. Tout le monde n'a pas la sagesse de

Platon dans ces moments-là. Nous n'étions d'accord sur rien, ni sur les invités, ni sur le rituel. Les amateurs de grande pompe se sont opposés à ceux qui ne tolèrent que les cérémonies dépouillées et discrètes. À l'instant où nous avons parlé ensemble de prières, une image encore plus chargée d'émotions fortes m'est revenue.

— Vous pouvez m'en parler ?

— Non. Je ne peux pas et ne veux pas. En tout cas, pas aujourd'hui, pas après tout ce que nous avons échangé cette fois-ci. Je me rends seulement compte que cette blessure est encore trop à vif pour qu'on s'en approche. J'ai besoin de silence, de temps. Si j'ai bien compris Montaigne, je vais appliquer ses conseils et laisser ma tristesse ou mon cerveau s'encroûter un peu.

— Voulez-vous que nous évoquions ce souvenir une autre fois ?

— Oui, si vous le pouvez, demain à la même heure, ici, dans votre bureau. Après, j'ai peur que ma fenêtre de parole ne se referme. »

Je bouscule mes autres rendez-vous, et nous prenons date pour le lendemain.

Épilogue

Le secret de Marie

Marie, pour la première fois, a pris des notes avant de venir me voir. Elle tient une petite feuille bleue à la main, qu'elle insiste pour lire sans me regarder :

« Je ne veux me laisser ni distraire ni perturber, ni par vous ni par une phrase de Montaigne qui me retournerait la tête. La mort de ma grand-mère, que je me suis rappelée à notre dernier rendez-vous, m'a permis de reconstituer toute la chronologie de mon accident.

« La veille de ma baignade malheureuse, j'avais assisté aux obsèques de ma grand-mère. Le souvenir de cette scène en a fait remonter une autre, encore plus déstabilisante : à ces obsèques, mon mari m'a annoncé qu'il partait travailler pour six mois sur une plateforme pétrolière *off shore*. Il m'a montré une application mobile offerte par son entreprise, qui permet de continuer à communiquer aussi bien qu'en face à face. Comme j'ai depuis toujours l'habitude de sourire dans les difficultés, je lui ai souri. Je me disais raisonnablement qu'on n'a pas le droit de faire une scène pour des épreuves aussi normales que la mort d'une centenaire ou une brève séparation pour des raisons professionnelles. J'ai mis en marche ma machine cérébrale à relativiser, ce jeu partagé avec

Montaigne du “Il y a pire que ce qui m’arrive”. Puis j’ai généralisé : “Ce genre de galère arrive à tout le monde, pas seulement à moi, et tout le monde finit par s’en sortir.”

« C’est le lendemain que j’ai failli… ou essayé de me noyer à Cabourg. Je ne vous redis pas les émotions qui m’ont traversée. Vous les avez entendues. J’espère que vous les avez gardées en tête, malgré votre défense de l’oubli et de l’inattention. J’ai ressenti comme jamais avant dans ma vie :

— la peur de mourir, quand j’ai plongé dans l’eau froide, assez loin du rivage pour ne plus voir la côte ;

— l’étonnement, devant mes jambes qui étaient paralysées ;

— une impression de solitude, quand personne n’a remarqué mes appels à l’aide, mes cris et mes moulinets de bras. À cette solitude dans l’eau se sont ajoutées dans ma tête l’image d’une petite fille seule sans grand-mère et celle d’une femme sans son mari ;

— la honte d’attirer l’attention sur moi, à cause de ce que je me reprochais comme une imprudence.

« Après mon sauvetage, c’est mon corps qui a réagi de manière étrange. Aux assauts étouffants de l’angoisse ont succédé ce que les médecins ont appelé des signes fonctionnels, sans autre explication qu’une souffrance de l’esprit. J’ai perdu l’usage de la parole d’abord, pendant quelques minutes, puis de mes jambes. Celles-ci sont restées inertes pendant trois semaines, sans que l’on trouve une cause médicale à mon état. Dès lors, l’alcool m’est devenu un remède indispensable, et je suis passée pour une immense hystérique quand, à cause de mon accident et de ses suites, mon mari a été obligé d'annuler sa mission sur la plateforme *off shore*.

« Un psychiatre que j'ai trouvé indélicat (mais qui avait sans doute en partie raison) m'a parlé de bénéfices psychologiques indirects, ou bénéfices secondaires. Sur les plans physique et psychologique, j'avais seulement perdu puis retrouvé en quelques jours l'usage de mes poumons, de ma gorge et de mes jambes. Je n'ai gardé comme séquelle de cet accident que l'oubli, pendant un an, de tout ce qui se rapportait à cette sinistre baignade. Lorsque mes jambes ont retrouvé leur mobilité, des accès subits de peur ou de tristesse sont apparus. Je ne veux pas crier victoire trop tôt, mais j'ai quand même l'impression que notre consultation commune de Montaigne apaise ces moments, les met lentement en sourdine. Je perds en tristesse ce que je retrouve en mémoire, en lucidité sur moi et en acceptation. »

Marie s'interrompt brutalement. Elle range sa feuille dans son sac à main et me regarde dans les yeux. Les siens ne sont pas complètement secs :

« Laissez-moi, pour une fois, vous poser une question à la manière d'un psychiatre, dit-elle. Et vous, qu'en pensez-vous ? »

Je suggère à Marie quelques explications, les plus prudentes possible, sur ce qui lui est arrivé. Comme Montaigne vient de nous donner à tous les deux des leçons de doute et de souplesse d'esprit, nous passons en revue quelques idées, en acceptant que chacune puisse contenir sa part de vérité, mais qu'elles puissent aussi être toutes fausses, partiellement ou complètement.

« Une lecture *comportementale*, Marie, serait que vous avez été atteinte par un accident imprévisible dans un moment où vous étiez déjà fragile ou fragilisée. Il a provoqué une crise de panique, c'est-à-dire un accès de terreur qui vous a fait perdre vos repères et votre réactivité. La grande crise a été suivie de répliques sous forme de vagues de tristesse ou de tension. Après votre premier épisode de terreur s'est mise en place dans votre esprit une croyance qui vous a conduite à interpréter comme menaçants des faits banals du quotidien. Cette croyance anxieuse est devenue votre manière habituelle de penser, jusqu'à ce que vous commenciez, entre autres en consultant Montaigne, à la déprogrammer. L'oubli du traumatisme peut s'expliquer par une décharge d'émotion qui a empêché votre cerveau de fonctionner et d'enregistrer cet événement trop imprévu et bouleversant.

« Une autre analyse possible est d'attribuer cela à votre *inconscient*. Vous en avez un, que vous le vouliez ou non. Même si je ne suis pas un spécialiste de la lecture de l'inconscient, je peux au moins dire que le vôtre nourrit des rêves où Montaigne vient vous taquiner. Une explication dynamique, intégrant le travail de votre inconscient, serait que l'accident n'est pas arrivé par hasard. La psychologie psychodynamique parlerait de névrose de destinée, autrement dit d'une crise de vie que vous auriez en partie fabriquée parce qu'elle était, à ce moment, indispensable à votre survie. Vous avez, sans vous en rendre compte, tenté de vous mettre en danger pour échapper à une situation que vous ne supportiez plus.

« Après l'accident, vous avez, toujours malgré vous, trouvé un moyen certes dangereux mais imparable de reprendre la main. D'ailleurs, sans mauvais jeu de mots, vous avez bel et bien repris la main, autant que vous aviez perdu l'usage de vos jambes puis de votre mémoire. Montaigne déclarait déjà, quelques siècles avant l'essor de la psychanalyse, que toutes nos conduites ne sont pas raisonnables ou réfléchies. Ses *Essais* décrivent tellement d'impulsions, d'actions inconscientes et de bizarreries que votre accident ne l'aurait pas surpris.

« Je me permets aussi une explication plus *biologique*. Votre corps et votre esprit ont subi un stress majeur, avec une décharge d'adrénaline venue des surrénales. La montée d'adrénaline a commencé pendant les obsèques de votre grand-mère, puis continué quand votre mari a annoncé son départ, pour atteindre son pic quand vous avez vu votre matelas se dégonfler. D'autres taux de neuromédiateurs ont certainement été modifiés. Ce stress a durablement désorganisé l'état biologique de votre cerveau et du reste de votre corps.

« Après un stress aigu, où vous avez eu peur de mourir dans un double abandon, sont apparus des signes de stress post-traumatique, avec des sursauts au moindre bruit, des images entrant sans prévenir dans votre esprit et rappelant l'accident, une impression d'être sur le qui-vive et un malaise général. L'angoisse est tombée sur votre corps sous la forme de ce que la médecine appelle des somatisations. Le malaise de votre esprit s'est exprimé physiquement en vous faisant perdre l'usage de vos jambes. Une autre somatisation a produit une amnésie, qui a duré encore plus longtemps. La peur, sans que vous en soyez consciente, a empêché votre cerveau de travailler. Le besoin de boire déclenché par les premières angoisses vous a installée dans un autre cercle vicieux : en faux ami, l'alcool aggravait les angoisses qu'il vous donnait l'impression de calmer. Montaigne nous a appris les relations entre le corps et l'esprit. Quelques confidences partagées, l'arrêt de l'alcool et un peu de lâcher-prise commencent maintenant à apaiser votre stress post-traumatique.

« Une dernière interprétation vient plus directement de Montaigne. Elle explique pourquoi l'accumulation de secousses du destin a eu raison de vos capacités de réaction. Dans les mêmes vingt-quatre heures, vous avez subi :

— le deuil de votre grand-mère ;

— l'annonce du départ de votre mari ;

— une chute dans l'eau glacée quand votre matelas s'est dégonflé.

« C'en était trop. Même chez les esprits les plus forts, il y a des limites à la résistance. Il vous est arrivé la même chose qu'à l'un des souverains que décrit l'auteur des *Essais* dans son texte *De la tristesse*. Un prince, qui était probablement Charles de Guise, cardinal de Lorraine, apprend la mort d'un de ses frères, puis d'un deuxième. Il résiste aux deux premiers chocs avec une “constance exemplaire”, comme vous quand vous arrivez encore à sourire. Quelques jours plus tard, l'un de ses domestiques meurt aussi. À ce moment, il perd toute contenance et s'abandonne à la douleur et aux plaintes. Des spectateurs extérieurs auraient pu croire qu'il n'avait été touché au vif que par le dernier événement. La réalité était tout autre, et Montaigne l'explique : “Étant plein et comblé de chagrin, la moindre surcharge de tristesse a brisé les barrières de sa résistance.” Tout se passe comme si notre résilience permettait d'encaisser une suite de chocs ou de traumatismes, jusqu'au moment où l'événement de trop nous fait toucher nos limites. »

Marie prend acte de ces hypothèses en hochant la tête. J'ai appris à la connaître : elle n'aime pas réagir sur l'instant. Elle se déconnecte de notre conversation, ferme les yeux comme si elle voulait enregistrer une ou plusieurs de ces explications. Je lui demande laquelle lui est la moins étrangère et laquelle lui semble la moins inutile.

« Je ne sais pas encore, me dit-elle. Que choisir entre toutes ces théories, plus convaincantes les unes que les autres ? Je vais, comme souvent après nos rencontres, laissez infuser les idées dans ma tête et voir comment mon esprit se colore avec elles. En revanche, je sais ce que vous, vous pensez. Vous vous demandez si vous avez eu raison de me donner toutes ces hypothèses, dont certaines me semblent adaptées à mon cas et d'autres moins. Vous voyez, notre voyage avec Montaigne m'a appris à voir plus clair en moi, et aussi en vous. »

Marie se lève, frotte ses mains comme pour se réchauffer et continue :

« Toutes nos réflexions, nos progrès partagés – parce que je suis sûre que, vous aussi, vous avez progressé –, n'auraient pas été possibles si je n'avais pas commencé à appliquer le premier commandement du philosophe : accepter de regarder en moi. C'est en regardant en moi que me sont revenus un à un les souvenirs perdus. »

Les libertés incorrectes inspirées de Montaigne

Et ma patiente devenue experte ajoute :

« En m'apprenant à lire en moi, Montaigne m'a offert un vrai cadeau : il m'a montré des *libertés incorrectes* que je n'avais jamais osé exercer avant. Je les ai essayées, et je ne suis pas près d'arrêter d'en profiter.

« Je m'autorise à être *agacée par mes enfants* sans me traiter de mère indigne : "Nous ne devons pas aimer nos enfants comme des guenons, mais comme des hommes et des femmes."

« J'accepte de ne plus essayer d'apprendre par cœur ce qui m'ennuie ou me paraît inutile : "Regorger la nourriture ou la connaissance comme on l'a avalée est la preuve qu'elle est restée crue. On ne l'a ni assimilée ni comprise."

« J'assume ma timidité muette ou mes excès de communication : "Selon les circonstances, mes paroles sortent facilement, se 'boutent hors' ou ont besoin d'être préparées."

« Je n'écoute pas ce que veulent dire celles et ceux qui *élèvent la voix devant moi* : "Il n'y a pas de passion qui ébranle autant le jugement que la colère."

« Je m'autorise à avoir *un ou plusieurs amis que je préfère aux autres* et qui m'intéressent plus que les relations sociales superficielles : "Chacun se donne si entièrement à son meilleur ami qu'il n'a plus rien à distribuer aux autres."

« J'achète sans me faire de reproches des *livres que je ne lirai pas* : "J'ai plaisir à savoir que je jouirai un jour de mes livres même si je ne les lis pas tout de suite."

« J'assume de préférer *feuilleter des livres faciles* : "Je feuillette mes livres sans les étudier à fond. J'oublie aussitôt que je les referme ce qu'ils contiennent."

« Je ne me parfume plus : "C'est sentir bon que ne rien sentir."

« J'accepte d'être influençable et sensible aux placebos : "Une imagination forte suffit à produire un événement [...] ou une guérison."

« J'arrête d'essayer de *tout prévoir* : "La crainte nous lance vers l'avenir et nous enlève ce qui peut nous amuser aujourd'hui."

« Je *fuis la tristesse* et les gens tristes : "Je n'estime pas ce sentiment, toujours lâche et bas."

« Je regarde en vacances mes messages professionnels et je *travaille autant que j'en ai envie* : "L'oisiveté complète enfante des monstres fantasques. L'âme qui n'a pas de but se perd."

« Je *souris de mes oublis* et de mes trous de mémoire : "Par mon manque de mémoire, je suis singulier, rare, créatif et obligé d'être honnête."

« Je *bavarde* sans rien me reprocher : "J'aime mieux la conversation que la lecture. La conversation ou le bavardage apprend et exerce en même temps." »

Le dernier essai de Montaigne

Après son réjouissant catalogue de libertés incorrectes inspirées par Montaigne, Marie me ramène aux *Essais* :

« Toutes vos analyses et ce que j'en retiens s'éclairent par le dernier texte des *Essais*, *De l'expérience*. À moi aujourd'hui de vous faire partager ce que le penseur de Bordeaux écrit dans cet essai, entre 1587 et 1588. J'ai l'impression qu'il y parle de moi et de l'exploration que nous avons menée ensemble. »

Marie éclaircit sa voix, sort de son sac et déplie un autre papier, blanc celui-ci, plus grand, imprimé et non écrit à la main.

« J'aimerais mieux me bien comprendre en moi [à partir de mon expérience] plutôt qu'en Platon. Avec l'expérience que j'ai de moi, je trouve de quoi me rendre sage [...]. Celui [ou celle – car notre ami commun oublie trop souvent les femmes] qui se remémore l'excès de sa colère passée et jusqu'où cette fièvre l'emporta voit la laideur de cette passion mieux que dans Aristote. Celui [ou celle] qui se souvient des maux qu'il a courus ou subis, de ceux qui l'ont menacé, des causes superficielles [ou profondes, inconscientes – c'est encore moi qui ajoute] qui l'ont fait passer d'un état à un autre, celui-là [ou celle-là] se prépare par là aux changements futurs et à la connaissance de sa condition [et de sa nature]. La vie de César n'est pas plus instructive pour nous qu'étudier notre propre vie [...]. Écoutons seulement notre vie. Nous nous disons tout ce dont nous avons principalement besoin. »

Marie reprend son souffle et continue : « Le conseil donné à chacun de se connaître doit être très important, puisque Apollon l'a fait placer au fronton de son temple. Il a considéré qu'il contenait en lui tout ce qu'il avait à conseiller. »

Marie reprend son souffle :

« Je sors de chez vous et de la rencontre avec Montaigne pourvue d'une qualité nouvelle, que je trouve maintenant indispensable : devenir une spécialiste de la connaissance de soi. »

Ma patiente, ensuite, se lève et ne me donne pas le temps de la remercier pour sa curiosité, sa confiance, sa participation à l'aventure. J'ai très nettement l'impression, et je pense qu'elle partage cette idée, que nous n'aurons pas besoin ou pas l'occasion de nous revoir… Sauf si le destin, capricieux comme l'aime Montaigne, nous ménage des retrouvailles imprévues.

Marie a laissé derrière elle une feuille de papier couverte de son écriture à l'encre bleue. Elle l'a entourée d'un ruban que je défais.

« Je vous ai recopié la fin de vos chers *Essais*. Je sais… ou j'espère que vous la connaissez. Je veux clore nos rencontres à peu près comme Montaigne conclut sans certitude sa promenade. Pardonnez son langage un peu cru. Ce n'est pas le mien, mais il m'inspire et je m'adapte à lui comme vous me l'avez proposé si souvent. Relisez ce que Montaigne écrit et qui a pour nous un sens spécialement fort. C'est autant mon ordonnance que ma manière de vous dire ce que je ne saurais, pourrais ou oserais vous dire autrement. »

Marie a terminé son exploration et sa mise en pratique des *Essais*. J'emporte sa lettre et retourne rue des Écoles, devant la statue souriante du philosophe. Il me sourit à pleine bouche aujourd'hui, et ne m'intimide pas. Après avoir tapoté son pied droit, porteur de chance et encore plus doré que d'habitude, j'ouvre le courrier. Je lis à haute voix devant Montaigne les dernières lignes de ses *Essais*, sans m'inquiéter du regard inquiet ou amusé des étudiants qui me croisent en sortant de la Sorbonne et me voient parler à une statue qui ne me répond pas :

« C'est une perfection absolue et pour ainsi dire divine que de savoir jouir de son être. Nous cherchons d'autres manières d'être parce que nous ne comprenons pas l'usage des nôtres. De même est-il pour nous inutile de monter sur des échasses, car sur des échasses, il faut encore marcher avec nos jambes. Et sur le trône le plus élevé du monde, nous ne sommes encore assis que sur notre cul ! »

ANNEXES

Qui est vraiment Marie ?

Chacun l'aura compris, Marie n'est pas une vraie patiente dont le dossier médical aurait été divulgué. Elle est un personnage de fiction qui s'inspire de plusieurs situations que j'ai vraiment rencontrées. Le cas de Marie s'adapte aussi à la méthode de l'Ecos (examen clinique objectif et structuré), qui est la nouvelle manière d'enseigner la médecine avec une situation construite à partir de faits réels respectant l'intimité de celles et ceux dont on raconte le parcours. Par ailleurs, la relation avec Marie prend des libertés avec les principes classiques des consultations, toujours dans le but d'illustrer une réalité : l'étonnant impact de Montaigne sur les comportements et les émotions.

Une journée inspirée par Montaigne

Le matin

Se réveiller en musique

La matinée commence dans la douceur d'une musique calme et sans paroles. Flûtes et violons sont de meilleurs moyens de sortir de ses rêves que les sursauts et surprises de l'actualité.

Passer en revue ses motifs de fierté

Montaigne en cultivait quelques-uns : « Je ne suis coupable ni de la chute ni de la ruine de personne. [Je n'ai pas en moi d'envie] de vengeance ou de haine. Je n'ai pas manqué à ma parole. Je n'ai pas mis ma main sur les biens ni dans la bourse de quelqu'un d'autre. Je n'ai utilisé le travail de personne sans le payer[1]. »

Marcher tôt et en pleine conscience

Le mouvement réveille autant le corps que l'esprit. Quelques pas chez soi suffisent. Ils peuvent être suivis dans la journée d'une marche plus rapide à l'extérieur. Même les réunions importantes pourront se prévoir

1. *Du repentir*.

en marchant. La conscience que l'on a du mouvement rend celui-ci encore plus bénéfique. Quand on se promène tout seul dans un beau jardin, on vit l'instant présent. Si les pensées sont occupées sur d'autres thèmes que la promenade, il faut, comme Montaigne, les ramener au jardin.

Ne pas tout prévoir pour la journée qui commence

Nous ne sommes jamais chez nous, nous sommes au-delà. Un esprit soucieux de l'avenir, même proche, est malheureux. Sans tout prévoir ou préparer, il n'est quand même pas interdit d'imaginer de bons moments pour les faire arriver.

Dire chaque matin les mots magiques que sont « peut-être »

Prononcer à haute voix ou penser les mots préférés de Montaigne : « peut-être », « en quelque manière », « on dit », « je pense ». Ils assouplissent la pensée, aussi sûrement que quelques mouvements de gymnastique dérouillent les articulations.

L'après-midi

Faire l'amitié

Si l'on n'a pas déjeuné avec un vrai ami, on lui parle après le repas. L'amitié authentique, aussi forte que l'amour, a tous les droits, y compris celui d'être exigeante, jalouse, bavarde. Passer chaque jour un peu de temps avec un vrai ami compense les contraintes des relations imposées, nouées à l'occasion d'une circonstance, d'un travail en commun ou par nécessité.

S'occuper

C'est aussi utile en vacances et en période de retraite que pendant le travail. L'oisiveté ne vaut rien de bon à la santé. Une occupation que l'on investit vraiment protège des chimères et des monstres engendrés par l'oisiveté. Les rencontres, les musiques, les loisirs rompent les errances solitaires de la pensée.

Décolérer

Un motif de colère arrive dans l'après-midi ? Mieux vaut ne pas y céder, en se rappelant que la colère arrête la raison et défigure le visage. Elle n'est jamais bonne conseillère, ni juste. Un homme ou une femme en colère ne mérite d'être écouté qu'une fois celle-ci retombée.

S'encroûter l'esprit

Il est bon de s'entraîner à moins réagir, à être moins sensible, surtout quand la tombée du jour encourage le réveil des émotions les plus sombres. Mieux vaut avoir la sensibilité un peu dure et l'endurcir encore par des raisonnements.

Se désasservir

La fin d'après-midi permet de reconnaître ses servitudes volontaires et involontaires, qu'il s'agisse d'une cigarette, d'un verre d'alcool en trop à l'apéritif ou de petites superstitions. C'est le moment de mesurer le poids des gestes en apparence banals, devenus des coutumes ou habitudes, auxquels on se fait sans plus les remarquer.

Le soir

Recenser ses moments de sérieux de la journée pour mieux s'en moquer

Tout le monde peut dire des bêtises dans sa journée. Le malheur est de les dire avec sérieux. C'est assez de s'enfariner le visage, il n'y a pas besoin de s'enfariner le cœur.

Noter ses rêveries

Rêvasser fait du bien, et noter ses rêveries discipline l'imagination et empêche la pensée de se perdre. La soirée est un bon moment pour compiler ses rêveries et en changer à loisir le contenu avant d'aller dormir.

Dire « il me semble » plutôt que « je suis sûr » en faisant le bilan de sa journée

Cette phrase réhabilite l'ignorance, permet le changement et empêche de parler de manière dogmatique ou impérieuse de soi ou des autres. C'est par ces mots que les juges et les témoins devaient commencer leurs discours à Rome. Ils s'adaptent bien aux réflexions du soir.

Ne pas se mentir

Avant de dormir, un bref examen de sens apaise. A-t-on suivi, dans la vie réelle, ses engagements spirituels ou politiques ? Quelle différence a-t-on observée dans la journée entre ce que l'on défend comme valeurs et ce que l'on fait vraiment ? Combien de fois a-t-on trahi Montaigne en étant lâche dans l'action et philosophe en parole ?

Ne plus se mortifier

Pourquoi ne pas se rappeler, en fin de journée, que la mort n'est qu'un sommeil plus prolongé que les autres, à peine plus grave et tout aussi inévitable ? On ne meurt qu'une fois et souvent rapidement. La mort est une brève souffrance que la peur ne fait qu'empirer.

Oser les tests de Montaigne

Comment conclure ce voyage dans le temps, l'esprit et la santé avec Montaigne ? Certainement pas en résumant ce qui m'apparaîtrait comme les grands thèmes de sa pensée : je ne suis pas sûr d'avoir tout compris de Montaigne. Je suis même certain de l'inverse. Mais j'ai quand même retiré de sa lecture, de ma cohabitation avec lui et du partage avec Marie, une idée. Le principe de sa pensée, qui nous a inspirés, est qu'elle n'a justement pas de grand principe. Elle propose un labyrinthe dans lequel chacun peut trouver une voie originale seulement après s'y être beaucoup perdu.

Même s'il n'y a pas de fil directeur unique dans les *Essais*, par leurs anecdotes, leurs réflexions, leurs citations, ceux-ci résonnent avec ce qu'il y a en nous de plus intime et souvent de plus secret. Si les *Essais* nous ont fait tant avancer, c'est surtout parce qu'ils nous ont éclairés dans la connaissance de nous-même, en révélant, détail après détail, des pans de notre personnalité, de notre comportement, de nos opinions, de nos pensées cachées et de notre intimité dont nous n'avions pas conscience. C'est bien le sens du dernier message que m'a laissé Marie.

Pour le prolonger, je vous invite à continuer et clore le voyage en partant à la rencontre de votre propre esprit, de votre personnalité et de vos goûts, explicites ou cachés. Si Montaigne avait vécu à notre époque, j'imagine qu'il aurait pu, en plus de son talent de philosophe et d'homme politique, analyser les caractères, les émotions individuelles et collectives. Ses *Essais* sont une loupe à intimité dont je vous propose de tirer des échelles. Elles sont autrement respectueuses que les tests simplistes imposés parfois en entreprise ou en médecine.

Les échelles médicales classiques ont un objectif clair : distinguer celles et ceux qui sont malades des bien portants. Il ne serait pas dans l'esprit de Montaigne de construire d'après ses écrits un détecteur de normalité ou de maladie. Les tests qui suivent ne vont rien vous révéler d'inquiétant sur vous ou vos proches. Ils vous montreront des tournures d'esprit, des habitudes et des modes de vie que vous ne connaissiez peut-être pas en vous. Chacune des questions de ces tests est tirée plus ou moins directement d'un exemple ou d'une réflexion de Montaigne. Parcourons-les ensemble dans le même esprit que les *Essais*, avec une forte provision de doute et de sourire. Gardez secrètes les réponses que vous choisirez. Vous déciderez une fois le test terminé si elles peuvent ou non être partagées, et avec qui, sans trop vous trahir.

Certaines questions vous paraîtront correspondre soit à vos préoccupations, soit aux thèmes des *Essais*. D'autres, j'en suis sûr, vous sembleront plus éloignées de vous comme de Montaigne. Acceptez de trouver, dans cette liste d'interrogations, un mélange entre ce qui vous touche et ce qui vous indiffère ou vous agace. Chacun ne réagit pas avec les mêmes émotions à toutes les questions. Pour les réponses, aucune inquiétude : il n'y en a pas de bonne ou de mauvaise. Si vous hésitez entre deux réponses, choisissez celle avec laquelle vous êtes le moins en désaccord. Répondez aussi vite que possible pour laisser le plus de place à votre première impression, qui est souvent la meilleure.

Faisons ensemble un pari : vous allez trouver dans ces échelles beaucoup de confirmations de ce que vous saviez déjà intuitivement sur vous-même, et peut-être au passage quelques surprises et raisons de sourire. Espérons que, si les résultats ne sont pas complètement justes, ils soient au moins étonnants et distrayants.

Êtes-vous adepte de la tristesse ou de la gaieté ?

1. Quand vous êtes triste, préférez-vous rester seul avec vous-même plutôt que de vous laisser distraire ?

2. Avez-vous plus confiance en une personne qui a l'air austère et retenue qu'en celle qui rit facilement ?

3. Sitôt que vous êtes triste, avez-vous besoin ou envie de parler à tout le monde pour vous changer les idées ?

4. Dans vos plus grands moments de tristesse, êtes-vous incapable de parler ?

5. Quand vous avez un coup de cafard, débordez-vous d'idées sur ce qui pourrait vous consoler et comment vous allez pouvoir changer d'humeur ?

6. La tristesse, aussitôt qu'elle dure quelques heures ou quelques jours, engourdit-elle votre âme, votre corps et vos pensées ? Vous fatigue-t-elle et vous ralentit-elle dans les mouvements quotidiens ?

7. Êtes-vous sûr que presque tous vos accès de tristesse peuvent ou doivent s'expliquer de manière

rationnelle, sans quoi vous les prenez pour des marques de faiblesse ?

8. Quand vous êtes nostalgique, préférez-vous écouter des musiques en harmonie avec votre état d'âme ? Êtes-vous un champion ou une championne pour entretenir et faire durer votre nostalgie ?

9. Préférez-vous regarder des photographies anciennes de personnes disparues et que vous regrettez, plutôt que des images en relation avec l'actualité ?

10. Avez-vous appris sans le dire ni vraiment le vouloir à vous endurcir, à encroûter votre esprit et modérer vos émotions les plus violentes ? Sentez-vous de plus en plus facilement arriver vos accès de tristesse ?

11. Aimez-vous les surprises et vous attendez-vous, face à une situation imprévue, à un moment agréable ? L'inconnu et la nouveauté vous intriguent-ils et vous font-ils anticiper des réussites ou des sensations inédites ?

12. Détestez-vous de plus en plus l'inconnu, la nouveauté et tout ce que vous ne maîtrisez pas ?

13. Avez-vous chaud quand vous êtes triste ou contrarié ? Vous sentez-vous bouillir, vous préparer à vous défendre et être prêt à réagir ?

14. Votre corps se glace-t-il quand vous êtes fâché ?

Répondez aux quatorze questions de cette échelle et calculez votre score de tristesse ou de « tristessophilie ».

Résultats

Ajoutez un point par question si vous avez répondu OUI aux questions 1, 2, 4, 6, 7, 8, 9, 12 et 14. Enlevez un point par question si vous avez répondu NON.

Ajoutez un point par question si vous avez répondu NON aux questions 3, 5, 10, 11 et 13. Enlevez un point par question si vous avez répondu OUI.

Le total de vos réponses vous donne un score de tristesse ou de « tristessophilie » inspiré de Montaigne.

En dessous de 2 et/ou avec un score négatif :
Vous n'aimez pas particulièrement la tristesse. Vous ne la rencontrez pas souvent et, si elle arrive, vous savez comment la chasser. Tout compte fait, vous êtes plutôt quelqu'un de gai et aimant la gaieté ou la joie. Cette disposition d'esprit vous fait du bien et protège votre santé. En plus, elle est agréable. Ne changez rien ! Vous êtes un bon disciple de Montaigne qui n'aime pas et ne respecte pas la tristesse.

Entre 2 et 7 :
Vous connaissez des accès de tristesse, mais vous ne les cultivez pas et ne les faites pas durer. Votre

humeur est équilibrée entre une certaine dose de tristesse et une aptitude à la gaieté. Surtout, ne changez rien. Une recherche d'euphorie permanente serait contre votre nature et vos habitudes. Le temps que vous passeriez à lutter contre la tristesse risquerait de faire durer ces états d'âme désagréables. Vous illustrez l'idée de Montaigne selon laquelle notre esprit est incontrôlable et fluctuant.

Entre 8 et 12 :

Vous avez vraiment une tendance à la tristesse. Vous la rencontrez souvent et vous vous y êtes habitué. Avec le temps, vous lui trouvez des charmes qui vous incitent à la retenir ou la faire durer. De toute manière, vous ne savez pas comment la chasser. Lisez ou relisez la section de ce livre consacrée à la tristesse ainsi que l'essai de Montaigne sur le même sujet pour tenter de mettre en pratique quelques expériences de changement d'émotion.

Entre 12 et 14 :

La tristesse est la seule ou la principale émotion que vous ressentez, recherchez ou cultivez. Lisez sans trop vous inquiéter les signes de la dépression, et demandez-vous si votre état d'âme, par moments ou en permanence, ne lui ressemble pas. Il ne vous suffit pas de cultiver un désamour de la tristesse ; vous aurez aussi besoin d'entraîner, par autant de moyens que possible, votre bonne humeur à s'exprimer. L'objectif est à votre portée. Un changement de croyances, de points de vue et d'habitudes de vie va vous y conduire. Montaigne ne se décourageait pas face à la tristesse. Il va pouvoir vous inspirer et vous guider.

Profitez-vous de l'instant présent ou anticipez-vous ?

1. Préférez-vous la perspective d'une grande réussite promise dans le futur à un petit plaisir dont vous pouvez profiter dès aujourd'hui ?

2. Êtes-vous incapable de vous empêcher de penser à la manière dont vont évoluer votre métier, vos relations, votre famille ? Réfléchissez-vous à l'avenir même quand vous n'avez pas de raison de vous inquiéter, simplement par goût de l'anticipation ?

3. Les prévisions météorologiques vous intéressent-elles moins que le temps qu'il fait quand vous mettez le nez à la fenêtre ? Reconnaissez-vous que vous n'avez d'ailleurs pas très confiance dans les annonces météorologiques ? Préférez-vous regarder le ciel et vous faire votre idée vous-même ?

4. Pensez-vous que vous n'avez pas trop envie de vous connaître, sûr que la connaissance de soi empêche de profiter de la vie ? Essayez-vous de ne pas faire attention à ce qui est en train de vous traverser l'esprit ? Êtes-vous incapable d'imaginer décrire vos sentiments, opinions et actions quotidiennes dans un journal ?

5. Quand vous échouez, dans quelque domaine que ce soit, avez-vous du mal à vous trouver des excuses et à envisager d'avoir une deuxième chance ou une occasion de vous rattraper ? La perspective de recommencer dans le futur ce que vous avez manqué une première fois est-elle insuffisante pour vous intéresser, vous consoler d'un échec actuel et vous motiver ?

6. Pouvez-vous prendre pendant longtemps du plaisir à une occupation superficielle ou futile ? Tout ce qui est assez prenant pour fixer votre esprit vous paraît-il important, même si c'est un simple jeu ?

7. Dans une discussion, l'apparition d'une contradiction ou d'un avis hors sujet ne vous fâche-t-elle pas si vous vivez un moment agréable et si vos interlocuteurs sont bienveillants ?

8. Ne vous trouvez-vous suffisamment riche qu'à condition d'être protégé financièrement pour longtemps ? Préférez-vous vous priver au quotidien pour assurer votre avenir financier ?

9. Respectez-vous encore beaucoup les hommes et femmes politiques qui ont quitté le pouvoir ? Restez-vous impressionné par ce qu'ils ont réalisé, et êtes-vous persuadé qu'ils peuvent un jour ou l'autre retrouver un rôle important ?

10. Gardez-vous longtemps rancune quand vous avez été fâché ou trompé ?

11. Êtes-vous peu soucieux de l'état dans lequel sera le monde quand vous n'y serez plus ? Avez-vous du mal à comprendre celles et ceux qui s'inquiètent de ce que deviendra l'univers dans deux ou trois siècles ?

12. Avez-vous seulement une confiance modérée dans les avis des experts en pronostics et prévisions, que ce soit pour la politique, la santé ou tout autre domaine ?

13. Ce que vous aimez dans une construction ou un projet, est-ce qu'il soit pensé pour durer au-delà de ceux qui l'ont conçu ?

14. Quand vous prenez la parole, trouvez-vous difficile de vous arrêter à temps ? Vous laissez-vous emporter par votre élan, brodez-vous ?

Répondez aux quatorze questions de cette échelle et calculez votre score d'intérêt pour l'instant présent ou d'anticipation à la Montaigne.

Résultats

Ajoutez un point par question si vous avez répondu OUI aux questions 3, 5, 6, 11 et 12. Enlevez un point par question si vous avez répondu NON.

Ajoutez un point par question si vous avez répondu NON aux questions 1, 2, 4, 7, 8, 9, 10, 13 et 14. Enlevez un point par question si vous avez répondu OUI.

Le total de vos réponses vous donne votre score d'intérêt pour l'instant présent ou d'anticipation inspiré de Montaigne.

En dessous de 2 et/ou avec un score négatif : Vous vivez plus dans le futur que dans le présent. Vous risquez de passer à côté de rencontres ou de sensations importantes et agréables. Montaigne vous conseillerait de vous recentrer sur l'ici et le maintenant. Il pourrait vous dire que vous n'êtes pas souvent chez vous, et presque toujours au-delà. Vous pouvez, ou même devriez, vous entraîner à vous reconnecter au présent, à improviser, moins contrôler et moins prévoir. Les exercices de tolérance à l'incertitude et d'anti-anticipation vous seraient particulièrement profitables.

Entre 2 et 7 :

Vous remarquez le présent, mais vous faites encore trop confiance à celles et ceux qui prétendent vous aider à maîtriser l'avenir. Vous continuez à rêver de ce qui va vous arriver, avec l'espoir, régulièrement déçu, d'agir sur votre futur. Les exemples de Montaigne sur les anticipations et précautions inutiles vont vous faire douter et peut-être changer d'avis ou de manière de penser. Le présent vous ménage bien des surprises que vous allez pouvoir redécouvrir.

Entre 8 et 12 :

Vous résistez à l'envie de pronostiquer ou prédire ce qui ne peut se prévoir. Vous avez trouvé votre manière personnelle de profiter du présent, d'y être attentif et d'y trouver de l'intérêt et du plaisir. Cet équilibre vous protège et vous apaise.

Entre 13 et 14 :

Vous êtes un expert ou une experte en méditation et en investissement du présent. Vous maîtrisez à la fois le lâcher-prise, la tolérance à l'incertitude et l'ouverture aux émotions du quotidien. Il est probable que vous respiriez et dégustiez ce que vous mangez en pleine conscience. Ne changez rien, ou plutôt, continuez à entretenir ce talent précieux. Sans doute y consacrez-vous chaque jour ou chaque semaine du temps. Ou alors, vous êtes gâté par un don naturel de *mindfulness*, ou de conscience du présent.

Avez-vous le parler rapide et improvisateur ou le parler réfléchi ?

1. Vous trouvez-vous plus le talent d'un avocat que d'un conférencier ou d'un prédicateur ? L'avocat est prêt à répondre aux questions imprévues, alors que le conférencier ou le prédicateur déclame un discours préparé. En d'autres termes, avez-vous le parler rapide ?

2. Écoutez-vous plus de jazz que de musique non improvisée, qu'elle soit contemporaine ou classique ? Admirez-vous particulièrement les moments où un musicien invente un morceau devant son public ?

3. Quand une discussion devient sérieuse, par exemple dans votre travail, préférez-vous ne rien dire, vous taire plutôt que de risquer une parole que vous regretteriez plus tard ? Quand le débat prend une tournure politique ou économique, choisissez-vous régulièrement de ne pas participer pour ne pas avancer un argument dont vous ne seriez pas sûr ?

4. Faites-vous partie de celles et ceux qui savent parler de tout, même dans les domaines qu'ils ne maîtrisent pas vraiment ? Trouvez-vous du plaisir à sortir de votre zone de sécurité ou de confort pour

défier un spécialiste d'une question qui ne vous est pas familière ?

5. Quand vous relisez et réécrivez plusieurs fois une lettre, un message ou tout autre texte, l'améliorez-vous ? Trouvez-vous mieux les mots reflétant votre pensée après un temps de réflexion qu'au moment où vous commencez à écrire ?

6. Sous le coup de la colère ou de l'émotion, êtes-vous plus brillant, plus convaincant, plus créatif ou inventif ? Êtes-vous stimulé par le défi de devoir participer à une discussion avec de la pression ou de la tension, que ce soit en famille, avec des amis ou au travail ?

7. Avant un rendez-vous difficile ou important pour vous, vous sentez-vous plus sûr de vous si vous avez eu du temps pour vous projeter, chercher des arguments, préparer des phrases qui font mouche ?

8. Êtes-vous ennuyé par les textes, les films, les musiques ou toute autre œuvre qui « puent l'huile de lampe », qui ont été trop réfléchis et travaillés, et pour lesquels celle ou celui qui les a composés a consacré trop de temps et d'effort ?

9. Avez-vous l'esprit de repartie ?

10. Avant de vous baigner dans une eau froide ou fraîche, préférez-vous y entrer rapidement plutôt que de prendre le temps de vous habituer à la température orteil par orteil ?

11. Vous vient-il plus d'idées quand vous travaillez à votre bureau ou dans un lieu que vous avez choisi pour y être concentré et créatif plutôt que sous la douche ou en vous promenant ? Croyez-vous moins à l'importance du hasard qu'à celle des statistiques et des prédictions fondées sur des modèles mathématiques ?

12. Avez-vous peur, en parlant, de faire un lapsus ou de livrer une information qui n'aurait pas dû être dévoilée ?

13. Préférez-vous jouer au casino, devant une roulette ou une machine à sous, plutôt qu'aux échecs ou aux dames ?

Répondez aux treize questions de cette échelle et calculez votre score de parler rapide et d'improvisation dans l'esprit de Montaigne.

Résultats

Ajoutez un point par question si vous avez répondu OUI aux questions 1, 2, 4, 6, 8, 9, 10 et 14. Enlevez un point par question si vous avez répondu NON.

Ajoutez un point par question si vous avez répondu NON aux questions 3, 5, 7, 11, 12 et 13. Enlevez un point par question si vous avez répondu OUI.

Le total de vos réponses révèle votre tendance au parler rapide et à l'improvisation.

En dessous de 2 et/ou avec un score négatif :
Vous avez besoin de réfléchir, d'écrire et de vous relire. Votre intelligence ne s'exprime pas quand on la bouscule, mais quand elle prend le temps de se préparer. Montaigne vous aurait invité à enseigner, faire des conférences plutôt que de vous exposer aux questions imprévues. Cherchez une situation dans laquelle le sens de la repartie et de l'improvisation n'est pas indispensable.

Entre 2 et 7 :
Vous acceptez d'improviser. Vous vous y résolvez si vous y êtes obligé, mais plutôt à contrecœur. Vous

préférez ce qui est travaillé, élaboré, prémédité. Votre parler préféré est plutôt lent. Montaigne vous inviterait à accepter ce que vous ne tolérez pas par nature : le poids du hasard et de l'incertitude dans toutes vos actions.

Entre 8 et 12 :

Vous aimez les situations imprévues dans lesquelles vous pouvez exprimer votre sens de la repartie. Votre parole est rapide. Montaigne n'en fait ni une qualité ni un défaut. Il vous inciterait à chercher des tâches et des situations où votre parler rapide va pouvoir s'exprimer au mieux. Vous pouvez continuer à cultiver et utiliser ce talent précieux d'éloquence, de repartie. Vos pensées sortent facilement et d'autant mieux que vous êtes sous pression. Vous pourriez dire comme Montaigne : « L'occasion, la compagnie, le mouvement même de ma voix, stimulent mon esprit[1]. »

Entre 13 et 14 :

Vous êtes presque incapable de préparation ou d'anticipation. Ce qui est trop travaillé ou réfléchi vous angoisse et vous ennuie. Montaigne vous donne raison dans votre sens de la spontanéité et de l'improvisation. Votre pensée rapide et changeante vous permet de modifier votre ligne de conduite et de vous adapter. Trouvez des situations et des métiers où cette qualité est prisée. Méfiez-vous quand même des débordements et paroles excessives auxquels peut vous exposer votre parler prompt.

---

1. *Du parler prompt ou tardif.*

Êtes-vous « oublieux » ou « hypermnésique » ?

1. Êtes-vous capable d'inventer, pour briller, une histoire fausse, en vous souvenant si vous l'avez déjà racontée, et à qui ?

2. Préférez-vous les relations sans lendemain aux amitiés ou amours qui durent et qui marquent de manière prolongée ? Êtes-vous grisé par une rencontre dont vous pouvez vous dire à l'avance que vous n'en garderez aucun souvenir précis, que vous aurez envie de l'oublier et que vous y arriverez ?

3. Trouvez-vous plus agréable d'inventer en chantant votre propre mélodie, dont vous ne garderez pas trace, plutôt que de reproduire un morceau connu ou de l'interpréter à partir d'une partition (si vous savez lire la musique) ?

4. Demandez-vous souvent à ceux qui vous parlent de répéter ce qu'ils vous ont déjà dit, parce que vous n'avez pas bien écouté la première fois, ou alors parce que vous avez oublié ?

5. Lassez-vous votre entourage par un excès de détails quand vous racontez ce qui vous est arrivé ?

Vous sentez-vous obligé de lui raconter tout ce dont vous vous souvenez, avec une certaine fierté pour votre mémoire et votre esprit d'observation ?

6. Auriez-vous besoin, comme certains empereurs, d'un souffleur pour vous souvenir qui vous a trahi ou vous a fait du mal ? Avez-vous tendance, plutôt qu'à pardonner, à ne plus attacher d'importance à ce qui vous a été désagréable, à le gommer de votre esprit ?

7. Êtes-vous un homme ou une femme qui peut agir parfois à l'encontre de ses principes sans trop de difficultés ? Êtes-vous capable, sous le coup de la colère ou par intérêt, d'oublier ces grands principes ?

8. Vous fâchez-vous avec des proches ou des collègues en leur rappelant à quel moment ils ont eu tort, quand ils se sont trompés ? Éprouvez-vous une forme de plaisir ou d'obligation à ces rappels ?

9. Sauriez-vous, sans vous tromper, raconter deux versions différentes d'une même histoire à deux personnes différentes ?

10. Fuyez-vous les femmes et les hommes qui ne tiennent pas leurs promesses ? Voyez-vous dans la négligence des engagements une faute qui ne peut pas être pardonnée ?

11. Vous souvenez-vous de tout ce que vous promettez vous-même, à vos amis, dans votre famille ou à votre travail ?

12. Payez-vous le plus rapidement possible vos dettes ? Êtes-vous indisposé à l'idée que vous pourriez les oublier ou passer pour quelqu'un qui néglige de rembourser ce qu'il doit ?

13. Pouvez-vous vous tromper vous-même en enjolivant vos souvenirs ?

14. Êtes-vous capable d'oublier volontairement ce qui vous a déplu pour sortir d'une dispute ?

Répondez aux quatorze questions de cette échelle et calculez maintenant votre score d'oubli inspiré de Montaigne.

Résultats

Ajoutez un point si vous avez répondu OUI aux questions 2, 3, 4, 6, 7, 13 et 14. Enlevez un point si vous avez répondu NON.

Ajoutez un point si vous avez répondu NON aux questions 1, 5, 8, 9, 10, 11 et 12. Enlevez un point si vous avez répondu OUI.

Le total de vos réponses révèle votre score de capacité à l'oubli.

En dessous de 2 et/ou avec un score négatif :
Vous êtes à l'opposé de ce que dit Montaigne sur l'oubli. Vous êtes un champion de la mémoire. Vous en tirez des capacités intellectuelles, et parfois aussi de la souffrance. Vous frôlez par moments la rancune. En plus, Montaigne vous inciterait à ne pas raconter des histoires trop longues à cause de tous les détails dont vous vous souvenez. Apprenez, quand vous commencez à parler, à faire ce que Montaigne appelle un arrêt rond et net, sans ajouter une idée qui vous vient encore à l'esprit. Vous pourriez faire en plus quelques exercices d'oubli volontaire, et mesurer tout ce que l'oubli apporte en matière de sérénité et de créativité.

L'absence de mémoire aide à se lancer dans des négociations avec moins de précautions. On se souvient moins des offenses reçues. C'est pareil dans la vie de couple ou de famille !

Entre 2 et 7 :
Vous penchez plutôt du côté de la mémoire que de l'oubli, mais les souvenirs ne vous obsèdent pas. Vos petites failles de mémoire vous font du bien, et vous oubliez sans regret les difficultés de votre vie ou les affronts.

Entre 8 et 12 :
Vous avez la chance de savoir oublier. On pourrait vous offrir, comme au roi de Perse Darius, deux souffleurs qui vous rappelleraient : « Souvenez-vous des soucis et des offenses. » Vous ne pouvez pas mentir parce que vous ne sauriez pas tenir des versions différentes d'une même histoire sans trahir votre mensonge.

De 12 à 14 :
Vous êtes une ou un oublieux. Vous ne gardez presque rien dans votre mémoire. Vous aurez sans doute besoin des arguments de Montaigne pour défendre cela comme un talent caché. Vous devrez expliquer que manquer de mémoire ne veut pas dire manquer d'intelligence. Une mémoire faible n'a rien à voir non plus avec un jugement défaillant. Enfin, votre mémoire peu fiable ne vous conduit pas à l'ingratitude. Vous n'oubliez pas ce qui vous a vraiment ému ou touché : « Ma misère n'est pas une méchanceté[1]. »

1. *Des menteurs.*

L'absence de mémoire évite enfin l'ambition excessive. Il est difficile de se fixer exclusivement sur sa carrière sans une mémoire exceptionnelle.

Êtes-vous un cœur d'artichaut ou un ami à la Montaigne ?

1. Préférez-vous avoir le plus de relations et d'amis possible ? La quantité d'amis peut-elle chez vous remplacer la qualité ? Une fête avec un très grand nombre d'invités vous fait-elle plus plaisir qu'une rencontre en tête à tête ?

2. Êtes-vous gêné(e) par les relations trop intimes et par celles et ceux qui savent tout de vous ? Préférez-vous les relations tranquilles et superficielles qui vous font rire et ne vous engagent pas trop ?

3. Un nouvel ami ou une nouvelle relation remplace-t-il facilement des relations plus anciennes ? Avez-vous une amitié par vagues ou engouements successifs, dans laquelle les anciennes relations sont oubliées au profit des nouvelles ?

4. Aimez-vous les rencontres nées des réseaux sociaux et qui ne se prolongent jamais dans la vie réelle ? La part de mystère que gardent ces relations vous rassure-t-elle, vous fait-elle plaisir ?

5. Vous souvenez-vous des meilleurs amis que vous avez eus au lycée et continuez-vous à les voir ?

Trouvez-vous que rien ne remplace en intensité et en engagement les amitiés qui ont commencé le plus tôt dans la vie ?

6. Êtes-vous un(e) ami(e) exigeant(e), fâché(é) si un proche ne vous donne pas signe de vie assez régulièrement ? Pouvez-vous faire des scènes d'amitié qui tiennent de la scène de ménage ?

7. Préférez-vous recevoir une lettre que vous pourrez relire plusieurs fois plutôt qu'un bref appel téléphonique ?

8. Continuez-vous à penser que les choses importantes dans la vie peuvent s'écrire autant que se dire ? Vous arrive-t-il d'écrire aux amis auxquels vous tenez simplement pour leur rappeler votre attachement ?

9. Avez-vous l'amitié exclusive et jalouse ? Pouvez-vous ressentir de la jalousie si un ou une amie vous néglige au profit d'une autre relation ? Vous-même, faites-vous attention à ne pas le faire ?

10. La pire chose qui pourrait vous arriver serait-elle de devoir choisir ou de prendre parti entre deux amis qui vous sont vraiment chers ?

11. Savez-vous, même si votre opinion a pu changer au cours de votre vie, qui est aujourd'hui votre meilleur(e) ami(e) ? Seriez-vous prêt à le lui dire ou faire comprendre ?

12. Préférez-vous les *Mémoires* de Casanova à *Tristan et Iseult* ?

13. Croyez-vous qu'on ne se rencontre pas par hasard et qu'il existe une prédestination, même en amitié ?

14. Pensez-vous que l'amitié peut mobiliser autant d'émotion, d'intérêt et de passion que l'amour ou que les relations familiales ?

Calculez maintenant votre score d'amitié inspiré de Montaigne.

Résultats

Ajoutez un point si vous avez répondu OUI aux questions 5, 6, 7, 8, 9, 10, 11 et 14. Enlevez un point si vous avez répondu NON.

Ajoutez un point si vous avez répondu NON aux questions 1, 2, 3, 4, 12 et 13. Enlevez un point si vous avez répondu OUI.

Le total de vos réponses révèle votre score d'amitié à la Montaigne.

En dessous de 2 et/ou avec un score négatif :
Vous n'aimez pas les amitiés passionnelles à la Montaigne. Vous avez bien du mal à comprendre le « Parce que c'était lui, parce que c'était moi » qu'il éprouve pour Étienne de La Boétie. Soit vous privilégiez d'autres relations, comme les relations amoureuses et familiales, soit toutes les relations impliquant intimité et transparence vous gênent. Vous appréciez les relations légères et sans trop d'engagement. Peut-être que la grande déclaration d'amitié quasi amoureuse que fait Montaigne à son ami pourrait vous inspirer : « Le point suprême et essentiel de l'association entre deux personnes est l'amitié[1]. »

1. *De l'amitié.*

Entre 2 et 7 :

Vous n'êtes pas complètement rétif à l'amitié, mais vous l'appréciez sans trop de passion, d'engagement ni d'exclusivité. Vous ne comprendriez pas Montaigne s'il vous expliquait : « Toutes les alliances qui sont fondées sur le plaisir ou le profit sont moins belles que l'amitié. Ces relations, à la différence de l'amitié, ont une autre cause, un autre but[1]. » L'amitié est elle-même son propre but. Il ne faudrait pas que les relations nouées sur Internet et *via* les réseaux sociaux vous fassent préférer ou oublier des relations plus intenses et plus « gratuites ».

Entre 8 et 12 :

L'amitié, vous connaissez. Montaigne ne vous surprend pas avec sa passion amicale. Vous comprenez que dans l'amitié, si l'un peut donner à l'autre, c'est celui qui reçoit le bienfait ou le cadeau qui fait plaisir à son compagnon. Les deux amis cherchent à se faire naturellement du bien. Celui qui donne à l'autre l'occasion de lui faire plaisir ou de le gâter est généreux. Il donne à son ami le bonheur de faire à son égard ce qu'il désire le plus.

Entre 12 et 14 :

Même si votre métier, votre famille en souffrent, vous êtes fanatiquement, passionnément un ou une ami(e) à la Montaigne. Vous pouvez dire de vos relations amicales : « Nous sommes si connus, si liés entre nous que rien n'est si proche que ce que nous sommes l'un pour l'autre[2]. »

---

1. *Ibid.*
2. *Ibid.*

Bibliographie

J'ai pris la liberté d'imposer au lecteur un choix qui, comme tout choix, est critiquable. J'ai considéré que la langue des *Essais*, aussi raffinée et savoureuse soit-elle, nous était devenue en partie étrangère. Il me paraît difficile de partager des conseils ou une méthode de santé du XVIe siècle en ajoutant la difficulté du décryptage d'une langue ancienne à la mise en pratique des expériences. Je me suis autorisé des traductions et adaptations en français moderne aussi souvent que cela me semblait nécessaire. Un retour au texte original démontrera qu'elles sont nombreuses et même constantes. Bien des phrases ne sont pas en version « absolument originale ».

La version adaptée en français moderne de Bernard Combeaud (Robert Laffont, « Bouquins », 2019) est d'un accès facile, avec ses tables et notes de bas de page explicatives. La version traduite en français moderne par André Lanly (Gallimard, « Quarto », 2009 ; *Essais I*, *II* et *III* aux éditions Honoré Champion, 1994) est ma préférée. Elle m'a servi de référence pour cette modernisation du texte. J'en cite de nombreux extraits avec admiration pour le travail de ce grand philologue. Je me suis parfois appuyé sur cette version pour aller encore plus loin dans les changements linguistiques. Je ne me les suis autorisés ni sans culpabilité ni sans regret, mais espère qu'ils donneront envie au lecteur qui aura fait le même chemin que le mien, et celui de Marie, de retourner au texte intégral. D'ici là, j'assume la trahison de la lettre de Montaigne en espérant avoir respecté le sens et le message de santé.

Si, en toute mauvaise foi, je devais chercher des arguments pour justifier mes adaptations, je pourrais les trouver chez Montaigne, quand il écrit (adapté et traduit par André Lanly) : « Mon langage n'a rien de facile et de poli. Il est rude et dédaigneux parce qu'il a ses allures libres et sans règles. Et il me plaît ainsi […]. Mon langage français est altéré et dans la prononciation et dans d'autres domaines par la barbarie de mon terroir[1]. »

D'autres éditions que celle d'André Lanly seront consultées avec utilité pour retrouver le texte intégral et original. La référence, avec ses commentaires et variantes, reste l'édition de La Pléiade (Gallimard, 2007).

Comment rencontrer Montaigne ?

Mon livre de référence sur la vie de Montaigne est celui de Stefan Zweig (*Montaigne*, PUF, 2012 pour la 6e édition).

Le livre de Sarah Bakewell, *Comment vivre ? Une vie de Montaigne en une question et vingt tentatives de réponses* (Albin Michel, 2013), propose une synthèse des *Essais* et de la biographie de Montaigne et décrit l'adaptation au quotidien de sa philosophie.

1. *De la présomption.*

Le *Dictionnaire amoureux de Montaigne* par André Comte-Sponville (Plon, 2020) offre une lecture personnelle et complète tant de Montaigne que de ses *Essais*.

Un été avec Montaigne, d'Antoine Compagnon (Les Équateurs, 2013), est une synthèse très admirable et actuelle de Montaigne.

Deux livres moins célèbres éclairent des aspects plus secrets de la vie de Montaigne :

— *L'Histoire juive de Montaigne* par Sophie Jama (Flammarion, 2001). L'auteur révèle le lien entre Montaigne, les marranes et le judaïsme espagnol ;

— *Marie de Gournay*, par Michèle Fogel (Fayard, 2004). Ce livre montre un Montaigne respectueux des femmes, amoureux, confiant son œuvre et ses sentiments à une jeune femme indépendante et libre d'esprit.

La Société internationale des amies et amis de Montaigne édite régulièrement un bulletin, organise des fêtes et conférences autour de Montaigne ou de La Boétie et met en avant un « alphabet Montaigne » rédigé par Alain Legros (https://siaam.hypotheses.org/category/actualites-de-la-siaam).

Remerciements

Pour leur soutien, leur exemple présent et de toujours, leurs conseils, leurs encouragements, leur confiance et surtout leur amitié.

Thierry Billard

Le docteur Frédéric Saldmann

Le doyen Philippe Ruszniewski

Le doyen Gérard Friedlander

Le professeur Jean Adès

Jean-Claude Saada

Denis Adjedje

Sylvie Dauverné, pour toute sa compétence rigoureuse, souriante et patiente dans la préparation de ce texte.

Table des matières

Composition et mise en pages
Nord Compo à Villeneuve-d'Ascq

MIXTE
Papier
FSC FSC® C003300

L'éditeur de cet ouvrage s'engage dans une démarche de certification FSC® qui contribue à la préservation des forêts pour les générations futures.

Pour en savoir plus :
www.editis.com/engagement-rse/

CET OUVRAGE
A ÉTÉ ACHEVÉ D'IMPRIMER
SUR ROTO-PAGE
PAR L'IMPRIMERIE FLOCH
À MAYENNE EN AVRIL 2022

N° d'édition : 63879/01 – N° d'impression : 100401
Imprimé en France